聚焦丛书

特殊作业人员颌面颈部肌痛防治

U0391235

主 审　牛文光　牛丽娜

主 编　于世宾　张　婧

副主编　鹿　蕾　王贺林　轩　昆

编 者　（按姓氏笔画排序）

于世宾　马原军　王贺林　邓天政　刘　冰

李菲菲　杨　帆　杨祖阁　杨鸿旭　轩　昆

吴礼安　何　峰　张　勉　张　婧　张虹云

林　媛　周宏志　赵晨光　逄键梁　郭少雄

鹿　蕾　魏建华

第四军医大学出版社·西安

图书在版编目（CIP）数据

特殊作业人员颌面颈部肌痛防治 / 于世宾，张婧主编 . — 西安：第四军医大学出版社，2024.3

ISBN 978 - 7 - 5662 - 0984 - 9

Ⅰ . ①特… Ⅱ . ①于… ②张… Ⅲ . ①空军—飞行人员—口腔颌面部疾病—肌痛—防治②空军—飞行人员—颌面颈部—肌痛—防治 Ⅳ . ① R856.78 ② R856.6

中国国家版本馆 CIP 数据核字（2024）第 029755 号

TESHU ZUOYERENYUAN HEMIANJINGBU JITONG FANGZHI

特殊作业人员颌面颈部肌痛防治

出版人：朱德强　　责任编辑：李　澜

出版发行：第四军医大学出版社

　　　　　地址：西安市长乐西路 169 号　邮编：710032

　　　　　电话：029 - 84776765　　　传真：029 - 84776764

　　　　　网址：https://www.fmmu.edu.cn/press/

制版：西安聚创图文设计有限责任公司

印刷：陕西天意印务有限责任公司

版次：2024 年 3 月第 1 版　　2024 年 3 月第 1 次印刷

开本：787×1092　1/16　　印张：7.5　　字数：100 千字

书号：ISBN 978 - 7 - 5662 - 0984 - 9

定价：59.00 元

　　头颈部是人体中枢神经所在部位，头颈部健康对于特殊作业人员尤为重要。军事飞行人员作为特殊作业人员的代表性群体，头颈部姿势的灵活机动是其完成目标追踪、进行快速反应的关键。军事飞行人员在执行飞行任务时，所处的特殊作业环境，如高加速度载荷、高噪声等，可导致其出现生理机能失代偿相关的疾病。数据表明，近年来军事飞行人员，尤其是高性能战机飞行人员，患颈部疼痛相关疾病的比例居高不下，以颌面部肌痛为主要表现的颞下颌关节紊乱病的患病率也显著高于普通人群。

　　针对军事飞行人员颌面颈部肌痛高发的问题，相关领域具有丰富经验的专家学者，精心编写了《特殊作业人员颌面颈部肌痛防治》一书。本书全面分析了飞行人员颌面颈部肌痛的发病特点和发病原因，提出了飞行人员颌面颈部肌痛的防治策略，制定了飞行人员日常颌面颈部肌肉功能锻炼方案，并从手法按摩、理疗、药物治疗、咬合板治疗等多层面对颌面颈部肌痛的治疗方法进行了详细介绍，力求科学性和实用性的统一。该书将对特殊作业人员，尤其是军事飞行人员颌面颈部肌痛的防治起到积极的指导作用。

本书是集体智慧的结晶，编写人员以高度的敬业精神、严谨的工作态度完成了本书的编写工作。在此谨向参加本书编写的各位专家表示衷心的感谢！但由于编写团队经验有限，本书还存在不当之处，恳请读者指正。

编　者

CONTENTS 目录

第 一 章

飞行人员
颌面颈部肌痛概况

第一节 飞行人员的作业特点

飞行是一种脑体并用的复杂劳动，飞行人员遇到紧急情况时要在瞬间做出判断和处置。尤其是在复杂的气象和夜间环境下飞行，再加上高温、高噪声、缺氧、低气压、加速度、振动等不良航空环境对人体的影响，特别是高性能战斗机所具有的持续高加速度载荷、高加速度载荷增长率、高角加速度、高信息量以及长时间和远距离飞行等特征，给飞行人员造成的躯体负荷往往达到甚至超过其耐受极限，导致机体疲劳，甚至引发各种疾病，严重影响战斗力。由于特殊的作业环境及应激状况（高度心理应激），飞行人员容易出现焦虑、失眠、注意力不集中、错觉等问题。

运输机及直升机等普通机种在飞行训练中，飞行人员承受的载荷为 $1\sim3$ Gz（1 Gz 相当于飞行人员本身重量的 1 倍）。高性能歼击机飞行人员在特殊战术动作飞行中将承受 9 Gz 以上的载荷，且载荷方向不断变化。在特殊飞行动作如退出俯冲、弹射救生、开伞、航母舰载机弹射起飞和阻拦着舰等过程中，飞行人员所承受的冲击性载荷将瞬时增大。在训练及实战时，飞行人员还需在承受超常载荷的情况下，为跟踪战斗目标而不断变化头位，这无疑会进一步增加头颈部损伤的概率。

第二节 飞行人员颌面颈部肌痛的临床表现

颌面颈部肌肉主要包括颌面部的咀嚼肌、表情肌、颈部肌，一般情况下肌痛多发生于日常生活及执行任务过程中做功（维持姿势、咀嚼食物等）最多的咀嚼肌和颈部肌。

原发于肌肉的疼痛主要表现为钝痛，程度可以从轻微的酸痛到严重的疼痛。颌面颈部肌肉的疼痛可能与滋养动脉收缩及肌肉组织中代谢产物的堆积有关，例如肌肉局部缺血时会释放缓激肽、前列腺素等致痛因子。源于颌面颈部肌肉的疼痛信号在从外周的游离神经末梢向大脑皮质传递的过程中，神经系统可以对疼痛信号作出调整，所以有时疼痛感觉与刺激强度并不成正比。

一、颌面颈部肌痛的主要类型

1. **肌僵直** 主要表现为肌无力，静止状态下有时可无肌肉疼痛感，但运动状态下可明显感到肌肉疼痛，下颌及颈部运动受限，开口幅度保护性减小（受限），但缓慢开口可达到正常的开口幅度。

肌僵直是颌面颈部肌肉对伤害性刺激最初的保护性反应，是由中枢神经系统介导的保护机制引起的不自主肌张力过高。肌僵直症状常常伴随着伤害性刺激而出现，伤害性刺激消除后，肌僵直症状会逐渐减轻甚至消失；但如果刺激持续存在，肌僵直症状则会进一步发展为其他类型的肌痛。

2. **局限性肌痛** 主要表现为肌无力感，肌肉局部可有自发痛和触压痛，运动时疼痛加重，可伴有下颌及颈部运动受限、开口度减小，缓慢开口也不能达到正常开口幅度，但被动开口度（检查者用手指推上下颌切牙尽量增大开口幅度）可达到正常范围。

局限性肌痛是一种常见的非炎症性局部肌肉疼痛，通常继发于肌僵直，也可由其他原因造成的肌劳损或创伤引起。与保护性肌僵直不同，局限性肌痛由肌组织局部环境改变而引发，在肌组织中有致痛物质（如缓激肽、P物质等）释放。局限性肌痛属于深部疼痛，也可引起保护性肌僵直，形成"恶性循环"。

3. **肌筋膜痛** 主要表现为局部肌肉疼痛，运动时加重，有扳机点（一触压该点即引发疼痛），下颌及颈部运动的速度和范围都减小。由于在紧张的肌肉或筋膜内可触及扳机点，触压激惹扳机点可引发较大范围的肌肉疼痛，并出现牵涉痛，甚至头痛，所以肌筋膜痛又称为扳机点肌痛。

肌筋膜痛的发生机制尚未明确，主要由中枢神经系统介导，可能与局限性肌痛发展、持续的深部疼痛、肌劳损、情绪紧张、睡眠障碍、寒冷刺激及特异性扳机点的存在等因素有关。

4. **肌痉挛**　主要表现为明显的肌紧张，属于急性肌紊乱病，运动时疼痛加重，触诊有肌僵硬感并伴疼痛。下颌及颈部运动明显受限，甚至可出现急性牙齿咬合位置错乱。

肌痉挛是由中枢神经系统介导的、不自主的急性紧张性肌收缩，临床较少见。肌痉挛的发生机制尚不明确，可能与肌劳损等局部肌环境因素以及深部疼痛等有关。

5. **慢性肌炎和肌挛缩**　慢性肌炎主要表现为慢性、持续性、局限性的明显肌痛，疼痛随下颌及颈部运动而加重，有肌紧张感，整块肌肉有弥散性、明显的触痛，下颌及颈部运动的速度和范围明显受限。长期的慢性肌炎可发展为肌挛缩，后者为无痛性的肌纤维功能长度缩短，肌挛缩也可发生于下颌及颈部运动长期限制之后，如颌间固定等，亦可见于创伤和感染之后。

慢性肌炎主要由神经系统异常（如神经炎）所致，所以又被称为慢性中枢介导性肌痛，其临床症状类似组织炎症，可因肌创伤或感染而致。

二、颌面颈部肌痛的伴随症状

1. **下颌及颈部运动异常**　疼痛随运动而加重是肌痛的重要临床特征，因此颌面颈部肌痛会在一定程度上影响下颌及颈部的灵活运动，严重时将对咀嚼、吞咽、言语、颈部姿势维持、颈部转动等行为造成影响，甚至影响空中战术动作及语言交流，可能导致飞行人员停飞。

2. **颌面颈部感觉异常**　原发于颌面颈部的肌痛是一种深部组织疼痛，由于颌面颈部紧邻大脑中枢，因此，若颌面颈部肌痛持续存在则可能引起中枢效应，表现为感觉异常，如牵涉痛（又称异位痛，即表现为疼痛原发部位之外正常部位的疼痛）、继发性痛觉过敏（一些原本不应该引发疼痛的刺激引发了明显的疼痛）。感觉异常时疼痛区域可扩大，一块肌肉损伤可表现为多块肌肉的疼痛。

三、颌面颈部肌痛的危害

1. **影响飞行安全** 安全飞行，尤其是现代高性能战机的飞行，对飞行人员的身体素质要求非常高。研究表明，飞行时任何部位的疼痛都有可能影响飞行人员的注意力分配，甚至引发飞行安全问题，后果不堪设想。

2. **影响飞行任务的完成质量** 颌面颈部邻近人体大脑中枢，因此相对于其他部位的疼痛，颌面颈部肌痛更易引发大脑的关注。颌面颈部肌痛及其所伴随的下颌及颈部运动受限将对飞行人员的外向观察能力、搜索目标能力、正常语言交流能力、操作灵活度、高载荷下做动作能力、飞行耐力和心理稳定性等产生不同程度的影响，影响飞行任务的完成质量。

3. **影响飞行人员的生活质量** 肌痛多由疲劳、损伤等原因诱发，随相应部位的运动而加重。因此，颌面颈部肌痛会随开闭口、咀嚼、吞咽、转头等日常动作而加重，一旦发生会严重影响飞行人员的生活质量。颌面颈部肌痛如果治疗不及时、方法不得当，可能进一步发展为慢性疼痛，此时疼痛不但会在躯体层面对飞行人员产生影响，还可能会诱发飞行人员精神心理层面的变化。

第三节 飞行人员颌面颈部肌痛的流行病学特点

与普通人群相比，飞行人员身体素质较好，日常医疗保健水平较高，飞行人员患常见疾病的概率较低。但近年来，随着装备性能的提高、训练强度的加大以及飞行时间的延长，飞行人员与生理机能失代偿相关疾病的发病率呈现增高趋势，日益引起各方关注。

人体维持各种姿势主要依靠肌肉的协同做功。头颈部是人体中枢神经所在部位，头颈部姿势的灵活机动是飞行人员完成目标追踪、进行快速反应的关键，颌面颈部肌肉的健康正是这一切的首要前提。有研究表明，颈椎是飞行人员最易受到高载荷影响的身体部位。

　　自 1988 年首次报道美国 F-16B 战斗机飞行人员发生颈部损伤以来，此类报道逐年增多，最常见的就是颈部肌肉扭伤。美国海军驾驶 F/A-18 战斗机的飞行人员中 74% 有过颈部疼痛，37% 有过颈部损伤。日本空军自卫队驾驶 F-15 战斗机的飞行人员中存在与飞行有关的颈部肌肉疼痛的高达 98%。美军已在高性能战斗机飞行部队中实施了颈椎康复计划和预防颈椎损伤的生理训练方案。

　　2015 年董燕等对我军 270 名高性能战斗机飞行人员的调查显示，颈椎病患病率为 28.89%，腰椎病患病率为 22.59%，且发病主要与飞行人员的年龄、飞行时间长短有关。据统计，我军住院飞行人员的疾病谱中肌肉及骨骼系统疾病排在第一位。

　　运动医学理论认为，作为头颈部肌链的重要组成部分，颌面部肌肉与颈部肌肉协同作用，互为支撑，也可以说一荣俱荣、一损俱损。由于颌面部肌肉组织血运丰富，因此与全身其他部位的肌肉相比，其代偿能力稍强。但颌面部肌肉一旦发病，就会导致人体的核心功能——咀嚼、吞咽、言语、表情等活动受损，将严重影响营养摄取、人际交流、个人形象等，分散注意力，甚至引发心理问题。然而，也正因为颌面部肌肉代偿能力较强，颌面部肌肉的问题往往容易被飞行人员个人和航医所忽视，因此现有的各类统计数据中涉及颌面部肌痛的数据较少。

　　据调查，在高性能战机战术动作运用过程中，高载荷所伴随的惯性力将使下颌骨及颌面部肌肉所受的重力瞬时增大数倍，导致颌面部肌肉拉长、下颌骨下坠等超常状况。为应对这一状况，飞行人员会不自主地收缩某些颌面部肌肉对抗，加上颌面部肌肉与颈部肌肉的长时间协同做功，飞行人员在飞行中、飞行后常常出现颌面部肌肉异常。

第四节　飞行人员颌面颈部肌痛的主要病因

一、飞行环境

飞行环境是飞行人员无法回避的影响因素，特别是随着飞行训练强度的增大和飞行时间的延长，飞行环境给飞行人员的健康造成的影响越来越大。在众多飞行环境因素中，对颌面颈部肌痛影响较大的主要包括高加速度载荷(+9 Gz)、高加速度载荷增长率(6 Gz/s)、弹射冲击过载(可达 20 Gz/s)、防护头盔的重力、精神高度紧张和总飞行时长（高载荷承受时长）等。

1. **高加速度载荷**　高加速度载荷是引起高性能战机飞行人员颌面颈部损伤的最重要因素。战斗机高速机动时，飞行员的颈椎、下颌骨及其所附着的颌面颈部肌肉所承受的重力随加速度载荷的增加同比增加，加上头部因需要紧盯战斗目标而在承重状态下转向，在此过程中颌面颈部的肌肉需要为努力抗荷而不断调整收缩，需要比日常多做数倍甚至数十倍的功，在这种情况下肌肉劳损甚至受伤就很容易理解了。另外，持续的飞行负荷可造成某些肌肉内代谢产物聚集，从而导致肌肉局部的疲劳累积和无菌性炎症，最终引发疼痛。研究表明，飞行人员的颌面颈部疼痛多发生于飞行训练后 1 周之内。英国空军在对 82 名高性能战斗机飞行人员的调查中发现，72% 的教员和 20% 的学员报告有颌面颈部疼痛，其中 85% 是在空战训练中向侧方或后方转头观察时受伤的。

2. **头部装备重量**　按照规定，歼（强）击机、轰炸机、直升机飞行人员在飞行中必须佩戴头盔，前两种机型的飞行人员还要佩戴供氧面罩。人体头部自身的重量约 3.5~5.0 kg，飞行头盔等装备的重量约 1.5~2.0 kg，因此飞行人员颈部支撑的重量约 5~7 kg，在 +9 Gz 加速度环境中这一负荷可接近 60 kg。加上飞行过程中头部转动所带来的扭矩，颈部损伤的风险进一步加大。此外，现有头盔多紧贴颌面部软组织，高速飞行时下颌骨、颌面部肌肉等组织除自身重力外还要承担头盔的重力，这种情况下，颌面部组织将承受强大的下坠力，被动下拉，这无疑会大大增加颌面部肌肉损伤的风险。

3. 精神高度紧张 飞行人员在高速飞行并完成战术动作过程中精神处于高度紧张状态。研究表明精神紧张是引发颌面部肌功能紊乱的重要原因，同时，颌面部肌功能紊乱还可加重精神紧张，形成恶性循环。

二、不良姿势和抗荷习惯

1. 头部前倾 飞行人员在飞行中的身体姿势与飞机座舱、座椅系统、操控系统、显示系统以及追踪观察目标等动作密切相关。由于飞机座舱狭小、操作系统距离身体较远，飞行人员常常保持头部前倾的飞行姿势。长时间的强迫体位会大大增加颈部所承受的前倾力矩，加速度作用时颈部承受的负荷会成倍增加，容易增加肌肉疲劳和损伤的概率。

2. 被动紧咬牙 在加速飞行过程中为对抗强大的下坠力以及下颌骨、颌面部肌肉的被动离心下拉作用，颌面部负责上提下颌的肌肉往往会不自主地强力收缩使牙关紧咬（紧咬牙），此时颈部肌群也会相应地协同用力。紧咬牙所伴随的颌面颈部肌肉收缩会大大增加颌面颈部组织所承受的负荷，易引发各类肌肉、关节疾病。

3. 被动带飞 双座战斗机高速飞行时，处于被动飞行状态的飞行人员在没有准备的情况下突然加速，其头部和身体会突然前倾，此时躯干在座椅背带的固定下移动受限，头部会因缺少固定而甩鞭样向前，极易发生颈部鞭甩伤。研究表明颈部鞭甩伤往往会伴随颌面部的肌肉、关节损伤。

三、飞行人员自身因素

日常生活中，飞行人员自身存在的一些因素可能使颌面颈部肌肉处于无症状或轻症状的代偿或失代偿状态。这些因素主要包括：

1. 牙齿排列紊乱 牙齿咬合、颌面颈部肌肉、颞下颌关节是构成口颌系统的"三驾马车"，现代医学理论认为在中枢神经系统的指挥下，三者协同作用方可维持整个口颌系统的健康，三者之间任何一方出现异常都会使另外两方的功能受损。正常的牙齿排列有利于口颌系统异常应力的分散，相反，牙齿排列紊乱则会在一定程度上影响这一应力分散功能，可能使颌面颈部肌肉、颞下颌关节异常受力，大大增加颌面颈部肌肉和颞下颌关节受损的概率。

2. **颞下颌关节疾患**　同上，颞下颌关节的疾患也会影响颌面部肌肉的工作环境、工作状态，增加颌面部肌肉受损的概率。

3. **精神心理因素**　自 20 世纪 60 年代起，随着生物 - 心理 - 社会医学模式的兴起，精神心理因素在颌面部肌肉紊乱中的致病意义越来越受到重视。个性因素，如具有焦虑和抑郁特质的个体，以及特殊社会因素，如一些突发事件（家庭变故、工作压力、人际关系和法律纠纷等），都可能成为心理刺激因素，影响颌面颈部肌肉的功能，增加颌面颈部肌痛的发生概率。

4. **口颌系统副功能运动**　副功能运动是指功能运动（咀嚼、言语和吞咽等）以外的下颌运动，例如夜磨牙、紧咬牙和其他特定口腔习惯（吐舌、伸舌吞咽、咬指甲、咬唇 / 颊、咬异物等），这些副功能运动可能会导致或加重颌面部肌肉的不适。据统计，正常个体每天上、下颌牙齿真正发生接触的时间仅约 17 min，有副功能运动的个体会长时间存在肌紧张，肌肉负荷大大增加；存在夜磨牙或夜间紧咬牙的个体容易出现晨起时一过性的颌面部肌痛症状。

5. **偏侧咀嚼**　偏侧咀嚼时双侧咀嚼肌的张力处于不平衡状态，长时间的偏侧咀嚼可能导致双侧颌面部肌肉耐受负荷的能力不平衡，从而增加特定环境下颌面部肌痛的发生概率。

6. **食物癖好**　喜食硬食，啃切食物时用力过大或张口过大，均可能造成颌面部肌肉疲劳以及颌面颈部肌肉、韧带、颞下颌关节的损伤。

7. **寒冷刺激**　寒冷刺激可导致肌肉紧张性收缩，出现下颌打颤、不自主叩齿等异常肌功能活动，诱发或加重颌面颈部肌痛。

8. **直接创伤**　飞行人员在各种训练和执行任务过程中颌面颈部受到直接创伤时，由于肌肉较表浅，容易受到牵拉、挤压、撕裂等直接损伤，从而诱发颌面颈部肌痛。

四、医疗卫生意识欠佳

飞行人员遇到身体不适时寻求医疗帮助的意识欠佳亦是一个不可忽视的原

因。有调查显示，飞行人员"一有疼痛就就诊"的仅占 24.23%，"平时小痛就忍着，无法忍受才就诊"的占 22.06%，"从未进行过诊疗"的占到了 21.09%。

第五节 飞行人员颌面颈部肌痛的防治策略

一、平时防护策略

（一）保证充足的睡眠

睡眠是预防和消除飞行疲劳最有效的措施。飞行人员在执行飞行任务前应保证自身的睡眠时间和睡眠质量，让身体保持良好的适应性，尽可能预防飞行疲劳。

（二）坚持做好日常的科学抗荷训练

科学、持续的抗荷训练有助于在全面放松肌肉的同时，提高颌面颈部肌肉的高载荷对抗能力。因此，在坚持日常体能训练的基础上，做好日常的科学抗荷训练有助于降低颌面颈部肌痛的发生概率。研究发现，坚持体能训练和头颈部肌群力量训练的 F-16 战斗机飞行人员颈部损伤的概率明显低于只做全身体能训练的飞行人员，美军飞行人员颈部训练 6 周后，颈部相对耐受强度增加了92%。

（三）养成良好的飞行习惯

飞行前应该活动包括颌面颈部肌肉在内的肌群，并使颌面颈部肌肉得到足够的拉伸、收缩，以提高其对抗适应能力。飞行过程尤其在正加速过程中，飞行人员应尽可能减少头部运动。飞行结束后，应该及时做好相关肌肉的放松活动，如果出现肌肉疼痛情况，应及时寻求医疗帮助。

（四）定期接受科学规范的口颌系统及颈部检查

飞行人员要牢固树立颌面颈部各结构是一个功能整体的观念，要定期接受专业、科学、规范的口颌系统及颈部全面检查，在排查可疑问题的同时，及时消除可能影响颌面颈部肌肉功能发挥的个体因素，最大限度地降低颌面颈部肌痛的发生概率。

二、肌痛发生后的科学施治策略

（一）第一时间确认病因

肌痛发生后，飞行人员应第一时间向专业医务人员求助报告，分析肌痛发生的可能原因，如瞬时过载过高、特殊体位维持时间过长、高加速度载荷状态下特殊的战术动作、心理应激、撞击性创伤、颈部鞭甩伤、基础身体状况等，均应在考虑之列。病因确认后，如实记录在册，以便后续总结、改进或纠正不合理之处，尽可能降低类似肌痛的发生概率。

（二）第一时间科学施治

肌痛病因及肌痛性质明确后，应该高度重视、尽早施治。对肌痛的治疗应遵循以下原则：

1. **肌痛早期适当制动**　肌痛发生时机体会发起自我防护，在损伤急性期大幅度运动不但会引发明显的运动痛，还可能引起疼痛－运动受限恶性循环，加重症状，因此飞行人员在肌痛早期要适当限制头颈部运动，尽可能使颌面颈部肌肉处于相对放松的无症状状态，以利于尽快康复。需要明确的是，制动不是绝对的，特定的运动锻炼有助于受损肌肉的拉伸、收缩及功能恢复，因此专业医生指导下的特定锻炼是可以做的。

2. **循序渐进开展各类治疗**　对于急性发作的创伤性、劳损性肌痛而言，可以 48 h 以内坚持冷敷、48 h 之后坚持热敷，以减少炎性渗出，改善肌痛局部的血液循环，促进炎性物质的快速代谢。与此同时，可配合适度的运动锻炼、按摩治疗、仪器理疗，以对受损肌肉进行适度拉伸并加快局部代谢产物的排出。如果疼痛明显影响日常生活，建议尽早口服或外用非甾体类解热镇痛抗炎药，及早阻断疼痛信号向上传递。如果肌痛缓解不明显，必要时积极佩戴咬合板有助于改变肌肉的工作长度以及肌肉的本体感觉，可缓解肌痛。

第 二 章

颌面颈部肌群的
解剖和功能

颌面颈部肌肉主要包括颌面部的咀嚼肌、表情肌、颈部肌，一般情况下肌痛多发生于日常生活及执行任务过程中（维持姿势、咀嚼食物等）做功最多的咀嚼肌和颈部肌。咀嚼肌主要包括咬肌、颞肌、翼内肌及翼外肌，广义的咀嚼肌还包括舌骨上肌群。咬肌、颞肌及翼内肌的主要作用是上提下颌，产生闭口运动；翼外肌主要参与前伸和开口运动。颈部肌分为舌骨上肌群、舌骨下肌群、颈浅肌群和颈深肌群。舌骨上、下肌群收缩主要产生舌骨的运动以及辅助降下颌运动；颈浅、深肌群收缩主要产生头颈的运动，并在维持头颈姿势等功能活动中发挥重要作用。口颌面颈部各肌群关系密切，犹如链式关联，称为口颌系统肌链。

第一节　咀嚼肌的解剖和功能

一、咬肌

咬肌（图 2-1）位于下颌支外侧，呈四边形，起自颧弓的下缘和内面，斜向后止于下颌角附近的咬肌粗隆。咬肌位于皮下，体表位置可及，当双侧后牙紧咬时，在同侧颧弓至下颌角之间可见咬肌坚硬隆起。由于咬肌的起点位于止点的前、上、外方，双侧咬肌收缩可使下颌向前上运动，单侧收缩可使下颌向收缩侧运动。

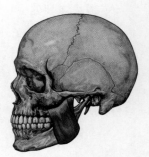

图 2-1　咬肌

二、颞肌

颞肌（图 2-2）位于颞窝部皮下，起自颞窝（上自颞上线，下至颞下嵴），肌束呈扇形向下汇聚，通过颧弓的深面，止于下颌骨喙突。前部肌纤维垂直向下，后部大部分纤维几乎水平向前，中部纤维向前下，三部纤维逐渐集中向下聚拢穿过颧弓深面，移行为强大的肌腱止于喙突以及下颌支的前缘直至第三磨牙远中部位。颞肌体表位置可触及，当双侧后牙紧咬时，可以在颞窝部明显感触到坚硬隆起。

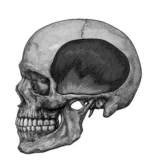

图 2-2　颞肌

　　由于颞肌的起点位于止点的上、外方，颞肌的主要作用是上提下颌骨，产生咬合力，维持下颌姿势。双侧颞肌收缩会使下颌作对称性运动，一侧收缩会使下颌向收缩侧运动。颞肌前部肌束收缩主要使下颌向上运动，中、后部肌束收缩主要使下颌向后运动。

三、翼内肌

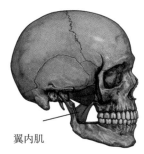

翼内肌

图 2-3　翼内肌

　　翼内肌（图 2-3）位于颞下窝和下颌支的内侧面，起自翼窝，位置较深，呈四边形，有深浅两个头。深头起自翼外板的内面和腭骨锥突，浅头起自腭骨锥突和上颌结节。深、浅两头环抱翼外肌下头，其肌束行向下、后、外，以一强劲的腱板止于下颌角内面的翼肌粗隆。

　　由于翼内肌的起点位于止点的前、上、内方，翼内肌收缩，主要是上提下颌骨，并辅助下颌前伸运动，单侧翼内肌收缩会使下颌向收缩侧的对侧运动。翼内肌和咬肌分别位于下颌支的内、外侧，二者附着部相连，因此两肌在下颌运动中协调工作。

四、翼外肌

　　翼外肌（图 2-4）位于颞下窝内，主要位居翼内肌上方，呈三角形，有上、下两头。上头较小，起自蝶骨大翼的颞下面和颞下嵴；下头较大，起自翼外板的外侧面。翼外肌肌束几乎呈水平方向从前内向后外走行，两头肌纤维于止点处汇聚。上头小部分肌纤维止于颞下颌关节的关节囊前内面和关节盘前缘，上头大部分肌纤维与下

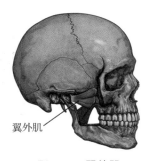

翼外肌

图 2-4　翼外肌

头大部或全部肌纤维一并止于髁突颈部的翼肌窝。

翼外肌的主要作用是牵引髁突和关节盘向前下，因此双侧收缩可使下颌向前、向下运动，单侧收缩可使下颌向对侧运动。翼外肌另一个重要功能是在开、闭口过程中，稳定和协调关节盘与髁突之间的位置关系。

咀嚼时，咬肌、颞肌、翼内肌协同作用，使下颌前移。颞肌的后部纤维收缩使下颌骨后退。一侧翼外肌、翼内肌的协同作用，使下颌骨向对侧做侧方运动。

第二节　颈部肌的解剖和功能

一、舌骨上肌群

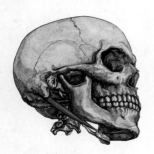

1. 二腹肌（图 2-5）　位于下颌骨下方，具有前、后两腹及中间腱。后腹起自颞骨乳突切迹，向前下外止于中间腱。前腹起自下颌骨二腹肌窝，向后下止于中间腱，中间腱附着于舌骨上。

图 2-5　二腹肌

2. 下颌舌骨肌（图 2-6）　下颌舌骨肌宽而薄，位于二腹肌前腹的深部，起自下颌骨，止于舌骨，并与对侧肌汇合于正中线，组成口腔底。

3. 茎突舌骨肌（图 2-7）　茎突舌骨肌位于二腹肌后腹之上，并与之伴行，起自茎突，止于舌骨。该肌的主要作用为将舌骨向后上牵引。

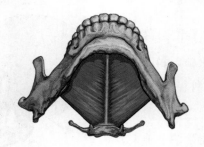

图 2-6　下颌舌骨肌

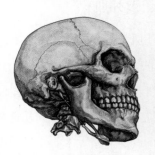

图 2-7　茎突舌骨肌

4. **颏舌骨肌**（图 2-8）　颏舌骨肌位于下颌舌骨肌深面，起自颏棘，止于舌骨。

舌骨上肌群可以上提舌骨，使舌体升高，因而能协助推进食团入咽；当舌骨固定时，下颌舌骨肌、颏舌骨肌和二腹肌前腹均能拉下颌骨向下，从而协助张口、咀嚼等活动。

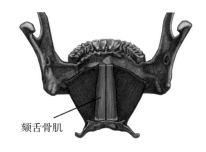

图 2-8　颏舌骨肌

二、舌骨下肌群

1. **胸骨舌骨肌**（图 2-9）　胸骨舌骨肌位于颈部正中线的两侧，为薄片带状肌。肌束起自胸骨柄和锁骨胸骨端的后面，肌纤维在颈正中线两侧垂直上行，止于舌骨体内侧部的下缘。在吞咽、咀嚼和言语过程中，胸骨舌骨肌可下降已抬高的舌骨，与舌骨上肌群共同收缩，具有固定舌骨的作用。

2. **肩胛舌骨肌**（图 2-10）　肩胛舌骨肌位于颈阔肌的深面，胸锁乳突肌的外侧，为细长的带状肌，分为上腹和下腹。下腹起自肩胛骨上缘和肩胛横韧带，肌纤维斜向内上方，于胸锁乳突肌的深侧，在环状软骨平面以下移行于中间腱。上腹自中间腱斜向内上方，并列于胸骨舌骨肌外侧，止于舌骨体外侧部的下缘。中间腱借颈深筋膜中层向下连于锁骨。肩胛舌骨肌的作用是下降和固定舌骨。

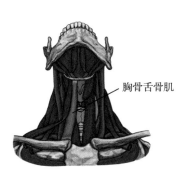

图 2-9　胸骨舌骨肌

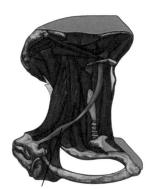

图 2-10　肩胛舌骨肌

17

3. **胸骨甲状肌**（图2-11）　胸骨甲状肌位于胸骨舌骨肌深面，紧贴于甲状腺的浅面，为长带状肌，上狭下宽，较胸骨舌骨肌短而宽。下端起自胸骨柄的后面及第一肋软骨，肌纤维斜向上外，止于甲状软骨斜线。在吞咽和发音时，胸骨甲状肌可以向下牵拉已上抬的喉头。

4. **甲状舌骨肌**（图2-12）　甲状舌骨肌位于胸骨舌骨肌的深侧，为短小的长方肌，是胸骨甲状肌向上的延续部分。起自甲状软骨斜线，肌纤维斜向外上方，止于舌骨体外侧部及舌骨大角。甲状舌骨肌的主要作用是下降舌骨；当舌骨被固定时，可向上牵拉喉头。

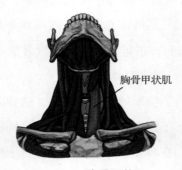 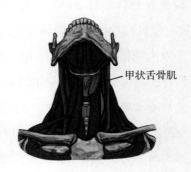

胸骨甲状肌

甲状舌骨肌

图2-11　胸骨甲状肌　　　　　　图2-12　甲状舌骨肌

三、颈浅肌群

1. **颈阔肌**（图2-13）　颈阔肌位于颈部浅筋膜中，为一薄而宽阔的皮肌，与皮肤紧密结合。颈阔肌起自三角肌和胸大肌表面筋膜，斜向上内方，越过锁骨和下颌骨止于面部口角附近。颈阔肌大小变化较大，甚至可一侧或双侧缺如。

颈阔肌的主要作用为协助降下颌，拉口角向下，并使颈部皮肤出现皱褶。

2. **胸锁乳突肌**（图2-14）　胸锁乳突肌位于颈部两侧皮下，被颈阔肌覆盖，为一粗壮有力的肌肉。下端起始部有两头，内侧的胸骨头起自胸骨柄前面的上部，外侧的锁骨头起自锁骨胸骨端。两头向上汇合为一个肌腹，止于颞骨乳突外侧面，来自胸骨部的肌纤维则呈较薄的腱膜止于枕骨上项线的外侧部。胸锁乳突肌的体表位置为向对侧转头90°时同侧颈部胸骨、锁骨和乳突之间长、大、坚韧的条状肌隆起。

胸锁乳突肌的主要作用是维持头的端正姿势。一侧收缩，使头向同侧倾斜，脸向对侧旋仰；两侧同时收缩，使头后仰。下端固定，双侧同时收缩可牵引头向前以协助屈颈；头部固定，双侧同时收缩可上提胸廓以助深呼吸。

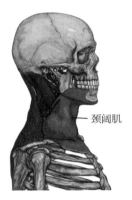
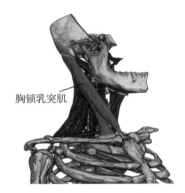

图 2-13　颈阔肌　　　　　　　　图 2-14　胸锁乳突肌

四、颈深肌群

1. **椎外侧肌群**　椎外侧肌群位于脊柱颈段两侧，包括前斜角肌（图 2-15）、中斜角肌（图 2-16）和后斜角肌（图 2-17）。各肌均起自颈椎横突，其中前、中斜角肌止于第 1 肋，后斜角肌止于第 2 肋，前、中斜角肌与第 1 肋之间的空隙为斜角肌间隙。

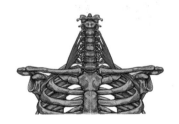
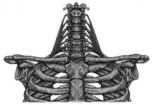
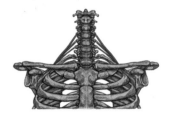

图 2-15　前斜角肌　　　　　图 2-16　中斜角肌　　　　　图 2-17　后斜角肌

椎外侧肌群的主要作用为上提第 1、2 肋骨，参与呼吸运动；若胸廓固定，单侧收缩使颈向同侧屈，双侧收缩使颈前屈。

2. **椎前肌群**　椎前肌群在脊柱颈段的前方、颈正中线两侧，包括颈长肌、头长肌、头前直肌和头侧直肌。椎前肌群的主要作用是屈头、屈颈。

（1）颈长肌（图 2-18）　位于寰椎和第 3 胸椎之间，贴附在脊柱前面，被咽和食管所遮盖。可分为三部分：下斜部、上斜部及垂直部。下斜部最小，起自第 1~3 胸椎体的前面，行向上外止于第 5、6 颈椎横突前结节；上斜部起自第 3~5 颈椎横突前结节，行向上内止于寰椎前结节；垂直部起自上 3 个胸椎体及下 3 个颈椎体的前面，行向上止于第 2~4 颈椎体的前面。

颈长肌的主要作用是屈曲和旋转颈部。当颈长肌双侧收缩时，使颈前屈；单侧收缩时，使颈向同侧屈并向对侧旋转。此外，颈长肌还有稳定颈曲，防止头过度后仰，维持正常生理弯曲的作用。颈长肌力学失衡与部分颈部软组织损伤有关。

（2）头长肌（图 2-19）　位于颈长肌的上方，遮盖颈长肌的上部。起自第 3~6 颈椎横突的前结节，肌纤维斜向内上方，止于枕骨基底部的下面。

头长肌两侧同时收缩时，可使头前屈；单侧收缩时，使头向同侧屈。

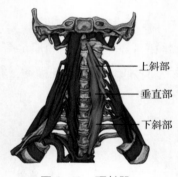
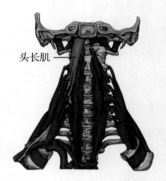

上斜部

垂直部

下斜部

头长肌

图 2-18　颈长肌　　　　　　图 2-19　头长肌

（3）头前直肌（图 2-20）　位于寰枕关节的前方，为一短扁形肌肉，其内侧部分被头长肌所掩盖。头前直肌起自寰椎横突根部，肌纤维斜向上方，在头长肌止点后方，止于枕骨基部下面近枕骨髁的前方。

头前直肌的主要作用是通过屈寰枕关节而屈头。

（4）头侧直肌（图 2-21）　位于头前直肌的外侧，也是短肌，起自寰椎横突，止于枕骨外侧部的下面。

头侧直肌的主要作用是使头向同侧屈。

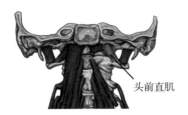

图 2-20　头前直肌

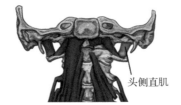

图 2-21　头侧直肌

五、枕骨下肌群（图 2-22）

1. **头后大直肌与头后小直肌**　头后大直肌起于第 2 颈椎棘突，止于枕骨下项线的外侧骨面，头后小直肌起于第 1 颈椎后结节，止于枕骨下项线的骨面。头后大直肌和头后小直肌作用相同，一侧收缩使头转向对侧，两侧收缩使头后仰。

2. **头上斜肌与头下斜肌**　头上斜肌和

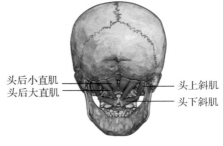

图 2-22　枕骨下肌群

头下斜肌是两对连接于第 2 颈椎和枕骨之间的短肌，头上斜肌起自寰椎横突，终于下项线外侧部，头下斜肌起自枢椎棘突，止于寰椎横突。一侧头上斜肌和头下斜肌收缩可使头转向对侧并向同侧侧屈，两侧收缩则使头后仰。头后小直肌、头后大直肌、头上斜肌、头下斜肌共同构成枕骨下肌群。

六、其余与颈部活动有关的重要肌肉

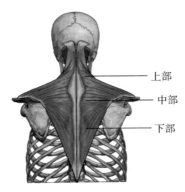

图 2-23　斜方肌（上、中、下部）

1. **斜方肌**（图 2-23）　斜方肌起于枕外隆凸、上项线、项韧带、第 7 颈椎及全部胸椎棘突，纤维分上、中、下三部分，分别止于锁骨外侧 1/3、肩峰和肩胛冈。斜方肌的主要作用是牵拉肩胛骨向中线靠拢，上部纤维提肩胛骨，下部纤维降肩胛骨。

2. **颈半棘肌**（图 2-24）**与头半棘肌**（图 2-25） 颈半棘肌起始于上五段胸椎的横突，向上止于第 2~5 段颈椎的棘突。头半棘肌起始于上六段胸椎和第七段颈椎的横突，以及第 4~6 段颈椎的关节突，各腱结合成一块宽阔的肌肉向上，止于枕骨的上项线和下项线之间。颈半棘肌和头半棘肌单侧收缩可使头颈屈向同侧和回旋，双侧收缩可使头颈后仰。

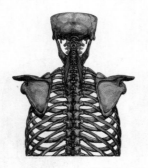
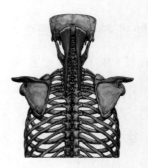

图 2-24　颈半棘肌　　　　　　　　　图 2-25　头半棘肌

3. **头夹肌**（图 2-26）**与颈夹肌**（图 2-27） 夹肌起自项韧带下部和胸椎棘突，肌纤维斜向外上方，分为头夹肌和颈夹肌二部。头夹肌在胸锁乳突肌上端的深面，止于乳突下部和上项线的外侧部；颈夹肌在头夹肌的外侧和下方，止于上三个颈椎横突。夹肌单侧收缩可使头颈屈向同侧和回旋，双侧收缩可使头颈后仰。

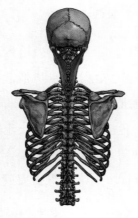
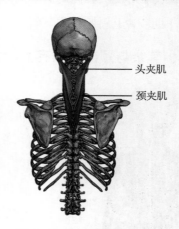

——头夹肌
——颈夹肌

图 2-26　头夹肌　　　　　　　　　图 2-27　头夹肌与颈夹肌

4. **肩胛提肌**（图 2-28） 肩胛提肌位于颈项两侧，为一对带状长肌，起自第 1~4 颈椎横突，肌纤维斜向后下外方，止于肩胛骨上角和肩胛骨脊柱缘的上部。肩胛提肌的作用是上提肩胛并使肩胛骨转向内上方。若止点固定，一侧肌收缩可使颈部屈向同侧，头亦转向同侧。

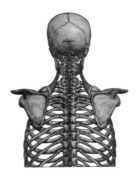

图 2-28　肩胛提肌

5. **枕额肌**（图 2-29、图 2-30）　枕额肌，又称颅顶肌，覆盖于颅骨上面，由枕肌和额肌以及中间的帽状腱膜组成。枕肌是一块四边形、薄薄的肌肉，起始于枕骨上项线两侧 2/3 处的腱纤维和颞部的乳突部分，止于帽状腱膜中。额肌位于前额，呈四边形，也是一块薄薄的肌肉，紧密地附着在浅筋膜上。额肌比枕肌更宽，其纤维长度更长、颜色更白。枕额肌主要作用为提眉、向下牵皮肤，向后牵头皮。

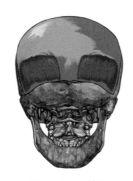

图 2-29　枕肌

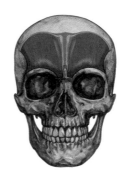

图 2-30　额肌

第三节　姿态肌链

颌面颈部肌链是指存在于口腔颌面颈部肌肉中，与颌面颈部功能相关的各组肌肉及肌群相互密切配合，以链的方式彼此相连所构成的肌系统，由连接头颈部的多组肌群构成。各肌之间和各肌链之间在机能上既相互制约又相互依存，在神经系统支配下，彼此协调使动作准确、有序。肌链内部任何一组肌肉的活动都会直接或间接地牵动另一组肌肉的活动。

与颌面颈部肌痛密切相关的肌链主要是姿态肌链。姿态肌链起于颈后斜方肌等肌肉，通过帽状腱膜向上与枕额肌相连并绕过头顶，向头部两侧连接颞肌、咬肌，向前下借下颌骨、舌骨与舌骨上、下肌群相连。该肌链与位于颈外侧部的胸锁乳突肌等肌肉共同支持头的垂直位置。整个肌链组成中，下颌骨、舌骨为游离的骨骼结构，随着姿态肌链系统肌肉张力的变化，其空间位置也可发生改变。

头直立时，各肌作用于下颌骨的合力与重力相同而方向相反，下颌处于静态平衡状态。此时若肌合力方向与中线一致，下颌的这个位置即是姿势位。改变头的位置，肌链中各肌群间原有的平衡关系也随之变化，建立新的平衡。例如，当头前倾时，组成姿态肌链的颈后部肌群做离心收缩，以抵抗重力作用；颈前部肌群收缩维持头前倾位，此时肌张力明显大于头直立位。此时作用于下颌骨的各肌力的合力也随之前移，使下颌骨位于姿势位的前方。头后仰时，则发生与上述情况相反的变化。这组肌群张力的变化，改变了肌链原有的平衡状态，使肌链在这一动作的驱使下重新分配和调整各肌的张力以达到新的平衡。

姿态肌链对头颈位置起支持与稳定作用，且参与下颌运动。例如，闭口运动主要由咬肌、颞肌、翼内肌等升颌肌收缩完成，而开口运动主要由翼外肌下头和舌骨上肌群收缩完成，但在闭口过程中也伴有开口肌的轻度收缩，开口过程中也伴有闭口肌的被动收缩，开闭口的过程不但要求下颌在肌链中处于一个灵活且有力的状态，更要求上颌及头部形成强有力的支持，胸锁乳突肌和斜方肌等在开闭口过程中也有收缩，从而稳定头颈姿势。

可见，稳定、完整、健康的颌面颈部肌链无论对于颌面颈部日常功能的维持、头颈部重要器官的保护，还是对于在复杂的航空环境中完成高难度的飞行动作都至关重要。颌面颈部任何一块肌肉出现问题，都可能破坏颌面颈部肌链的整体平衡状态，从而加大飞行人员颌面颈部的损伤概率，甚至严重威胁飞行人员的人身安全。

第 三 章

颌面部肌痛相关的
常见疾病

第一节　颞下颌关节紊乱病

颞下颌关节紊乱病（temporomandibular disorders，TMD）是口腔颌面部的常见病，涉及颞下颌关节、咀嚼肌及其相关附属结构，主要表现为咀嚼肌和颞下颌关节疼痛、颞下颌关节弹响或杂音、下颌运动异常等三大症状，也可伴有头痛、耳痛及其他部位疼痛等症状。

一、TMD 的病因

TMD 的病因可分为易感因素、促发因素和持续因素。易感因素指具有降低机体对疾病的耐受力、增加疾病发病率作用的因素，其局部因素包括咬合紊乱、口颌系统发育异常（髁突与关节窝大小不协调等）、副功能运动以及偏侧咀嚼等；全身因素包括机体健康状况不良、心理性易感（焦虑和抑郁等精神特质）等。促发因素指可以促使病症发生的因素，其局部因素包括咬合的快速变化、创伤以及口颌系统短期内过度负荷（如过度开口、咬食硬物、不良口腔习惯等）；全身因素包括环境刺激（如寒冷刺激）、应激和突发性生活事件刺激等精神创伤性因素。持续因素指作用持久、并对治疗有明确影响的因素，主要包括咬合紊乱、磨牙症、精神心理因素等。持续因素是 TMD 病程迁延的一个重要原因。

二、TMD 的发病机制

（一）咀嚼肌功能异常

1. **咀嚼肌疼痛**　其性质主要为钝痛，程度可以从轻微的酸痛到严重的疼痛。咀嚼肌疼痛可能与滋养动脉收缩及肌肉组织中代谢产物的堆积有关。

2. **咀嚼肌功能障碍**　咀嚼肌功能障碍常表现为开口受限和开口偏斜。当肌肉有疼痛症状时，下颌运动会加重疼痛感受。咀嚼肌痉挛是一种较少见的咀嚼肌异常表现，可由肌肉疲劳或异常咬合诱发，临床特征与腿部肌肉的抽筋类似，其机制尚未阐明。

（二）颞下颌关节的结构和功能异常

1. **疼痛** 颞下颌关节疼痛性质主要为钝痛，属于深部躯体疼痛，疼痛程度常与下颌运动有关。正常关节表面软骨没有神经支配，颞下颌关节疼痛主要来源于关节的软组织（韧带、双板区、滑膜或关节囊）和软骨下骨。颞下颌关节创伤、滑膜炎症、关节盘移位和骨关节炎等均可出现疼痛症状。精神心理因素、雌激素和冷刺激等可加重疼痛感受。

2. **颞下颌关节运动功能障碍** 颞下颌关节运动功能障碍常表现为弹响、绞锁、开口偏斜和开口受限。

关节结构正常者在牙尖交错位时，关节盘后带的后缘位于髁突顶或其稍后方，也就是通常所说的 12 点位置。在牙尖交错位时，关节盘后带后缘位于髁突顶的前方，明显改变了关节盘与髁突的 12 点位置关系，即称为关节盘前移位。如果张口过程中盘突位置关系可以恢复正常，就称为可复性关节盘前移位；如果在张口过程中关节盘始终位于髁突的前方，至最大张口位时仍不能恢复正常的盘突关系，则称为不可复性关节盘前移位。可复性关节盘前移位的典型症状是开闭口往复弹响，不可复性关节盘前移位的典型症状是张口受限，即张口过程中髁突无法回到前移的关节盘中带下方，髁突动度减小，被动开口也不能增加其动度，开口时下颌偏向患侧，下颌向对侧的侧方运动受限。由于不可复性关节盘前移位关节的髁突压迫盘后区，所以可能伴有疼痛症状。

三、TMD 的临床表现

TMD 的临床表现比较复杂，主要有咀嚼肌和颞下颌关节疼痛、颞下颌关节弹响或杂音、下颌运动异常等三大症状，三种症状可以同时存在，可以单独存在，也可伴有其他部位疼痛等症状。

（一）疼痛

疼痛是 TMD 患者最常见的主诉，临床上常表现为颞下颌关节区及咀嚼肌区的疼痛和（或）压痛，常与下颌功能运动直接相关，同时可伴有头痛、耳痛、眼痛、额痛和枕后痛，甚至颈、肩、臂和背等部位疼痛，多为轻、中度程度的钝痛，初起时也可能是一种发软无力、酸、胀、疲劳和牵拉感等。患者可因症状出现的部位不同而求治于眼科、耳科和神经内科等；疼痛发作的时间常无规律。

1. **肌源性疼痛**　肌源性疼痛系来源于肌肉的疼痛，其临床表现多样，疼痛程度不一，常有触压痛、运动痛，可伴张口受限、偏斜等下颌运动功能障碍。

2. **关节源性疼痛**　关节源性疼痛系来源于关节及其周围软组织的疼痛总称，相关组织包括关节盘的附着、盘后组织和关节囊等，这些结构内有丰富的感受器，受到刺激可产生疼痛，一般难以区分其具体来源。骨关节炎疼痛呈持续性，下颌运动时可加重。

（二）关节弹响或杂音

关节弹响或杂音是 TMD 最常见的症状，习惯上统称为弹响。由于音量和音质不同，关节弹响可分为弹响音、破碎音、摩擦音等。临床上常见的弹响可以通过触诊感觉到其异常振动。有的关节弹响音很大，他人也能听到；有些轻微的弹响患者本人能感知，医生则需要借助听诊器等才能听到。关节弹响可以出现在各种下颌运动的过程中，如开口初、中、末期，闭口初、中、末期，前伸、后退、侧方运动中等。

（三）下颌运动异常

1. **运动受限**　下颌运动受限包括开闭口、前伸、后退、侧方运动范围受限。由于受限的原因不同，其症状也不一致，最常见的运动受限是开口受限。

2. **开闭口型异常**　最常见的是开口偏斜，偏向一侧或向两侧偏摆（包括微小颤抖）等。

3. **关节绞锁**　开闭口过程中遇到阻碍而不能继续开口或闭口，但通过主动调整（如用手活动下颌）后，又可以继续完成开闭口动作的现象称为绞锁。根据绞锁出现的时间，可分为闭口绞锁和开口绞锁。

（四）其他临床表现

TMD 患者可有头痛、耳症、眼症、神经衰弱和记忆力减退等症状。TMD 患者头痛表现多样，大多为紧张性头痛，疼痛主要来源于肌肉，如肌筋膜痛，呈持续钝痛，多为双侧，患者常诉头部有紧束感，通常不会显著影响日常生活。少数的 TMD 患者有偏头痛，其疼痛源于神经血管，疼痛呈搏动性、单侧性，程度剧烈，可伴恶心、呕吐、眩晕等症状，显著影响日常生活。耳症也是 TMD 的常见表现之一。由于解剖上的毗邻关系等原因，有时耳痛可能是由于患者混淆了疼痛部位。耳症也可能表现为耳鸣、耳塞和眩晕等症状。

四、TMD 的临床诊断

（一）疼痛性疾病

1. 肌肉痛

（1）病史或主诉有一侧或两侧面部、太阳穴、耳内或耳前区域疼痛，下颌运动时（如张口、说话、咀嚼、咬牙等）疼痛加重。

（2）检查确认咀嚼肌部位疼痛，肌肉触诊或最大开口时咀嚼肌部位有熟悉的疼痛。

2. 关节痛

（1）病史或主诉有一侧或两侧面部、太阳穴、耳内或耳前区域疼痛，下颌运动时（如张口、说话、咀嚼、咬牙等）疼痛加重。

（2）检查确认颞下颌关节区疼痛，关节区触诊或大张口、前伸、侧方运动时有熟悉的疼痛。

3. TMD 头痛

（1）病史或主诉有包括头部太阳穴部位的头痛，下颌运动时（如张口、说话、咀嚼、咬牙等）疼痛加重。

（2）检查确认颞肌区的头痛，颞肌的触诊或下颌运动（大张口、前伸或侧方运动）会引发颞部熟悉的头痛。

（二）关节疾病

1. 可复性关节盘移位

（1）病史或主诉有关节声响，或检查时患者报告有关节声响。

（2）检查开闭口均有弹响，或开（闭）口及侧方、前伸运动有弹响。

2. 可复性关节盘移位，伴绞锁

（1）病史或主诉有关节声响，目前存在开口时一过性关节锁住。

（2）检查开闭口均有弹响，或开（闭）口及侧方、前伸运动有弹响；如果检查时出现关节绞锁，在手法帮助下可以开口。

3. 不可复性关节盘移位，伴开口受限

（1）病史或主诉曾有过下颌锁住或卡住（包括短暂地锁住或卡住），目前有关节锁住、开口受限症状，影响进食。

（2）被动开口＜ 40 mm（包括切牙覆𬌗）。

4. 不可复性关节盘移位，不伴开口受限

（1）病史或主诉曾有过下颌锁住或卡住（包括短暂地锁住或卡住），之前有关节锁住、开口受限及影响进食史。

（2）被动开口≥ 40 mm（包括切牙覆𬌗）。

5. 退行性关节病

（1）病史或主诉有关节声响，或检查时患者报告有关节声响。

（2）检查下颌开闭口、侧方或前伸运动有摩擦音（破碎音）。

6. 半脱位

（1）病史或主诉曾有过大张口后下颌锁住或卡住（包括短暂地锁住或卡住），没有手法帮助无法闭口。

（2）如果检查时出现半脱位，患者自己手法帮助可以复位。

五、TMD 的治疗

1. 病情宣教　应告知患者注意纠正与 TMD 密切相关的不良习惯，如咬硬物或习惯性咀嚼韧性食物、长期单侧咀嚼、开口过大、长时间保持不良头颈姿势、夜磨牙、紧咬牙等；应尽可能让受累的关节和肌肉得到休息，患病期间应尽可能将下颌功能运动控制在无痛的范围内。

2. 下颌功能锻炼　详见本书第五章。

3. 物理因子治疗　详见本书第七章。

4. **药物治疗**　详见本书第八章。

5. **咬合板治疗**　详见本书第九章。

6. **其他治疗方式**　如关节注射治疗、咬合治疗、外科治疗等，在本书不做阐述。

第二节　磨牙症

磨牙症指人在非生理功能状态下不自主出现的咀嚼肌节律性活动，使上下牙产生节律性、间断性磨动或紧咬的现象，这种不自主运动属下颌副功能运动。

根据磨牙发生的时间不同，磨牙症可以分为日磨牙和夜磨牙；根据磨牙时下颌运动的动作不同，可以分为磨动型和紧咬型。但无论哪种类型的磨牙症，其发生时上下牙接触的力度及时间均远超过生理范围，将导致牙齿磨损，并可能与咀嚼肌、颞下颌关节和牙周组织的损伤，头痛，以及临床上口腔修复治疗失败（如种植体脱落、陶瓷修复体的折裂等）等有关。

一、磨牙症的病因

磨牙症的病因复杂，其发病机制至今尚无确切结论，目前的理论主要包括咬合因素、精神因素、中枢神经递质因素、内分泌因素、遗传因素等。战机高速飞行过程中，因机体抗荷需要或精神高度紧张，飞行人员可能会出现不自主紧咬牙。

二、磨牙症的临床表现

磨牙症患者的临床表现不一，部分患者自觉没有任何不适症状；有些患者表现为晨起或紧咬牙后面部酸困，特别是咬肌部位；还有患者可能出现张口困难，牙齿敏感，甚至出现自发性牙痛，牙龈出血、肿胀等牙周炎表现。

1. **颌面部肌肉**　夜磨牙患者可因用力过度使咀嚼肌过分疲劳，晨起时常感觉颌面部肌紧张或疲乏。长期紧咬牙和磨牙会造成咀嚼肌功能紊乱，表现为咀嚼肌紧张度增高，即使在放松时咀嚼肌张力也显著高于正常，当肌紧张度超过

31

肌肉的承受能力时，就会引起颌面部慢性疼痛和下颌运动受限，患者可有咬肌、颞肌与翼内肌触压痛或运动痛表现。

2. **牙体组织**　磨牙症的直接危害是造成牙体组织的损失，表现为牙冠短小、牙尖磨平，严重者咬合垂直距离降低，有的患者牙体组织因为不均匀磨耗形成薄弱结构，导致牙齿折断。严重磨损的牙齿可出现冷热酸甜敏感、穿髓和牙髓炎等。严重的磨牙症还可能导致口腔修复、种植治疗失败。

3. **牙周组织**　磨牙症患者在磨动牙齿或紧咬牙时咬合力量大、时间长，并且会产生侧向力，可能导致牙周损伤，出现牙龈炎、牙周炎等，甚至出现牙齿松动、脱落；少部分患者可表现为唇、颊侧牙槽骨结节样增生。

4. **颞下颌关节**　部分磨牙症患者可出现颞下颌关节紊乱病的症状，但磨牙症和颞下颌关节紊乱病的关系仍存在争议。

三、磨牙症的诊断

磨牙症的诊断主要通过：①夜间或日间直接观察到牙齿磨动或牙关紧咬的动作发生；②对于不确定者，应通过患者的主诉、病史询问和临床检查做出初步诊断，并通过辅助检查手段的客观记录确诊磨牙症。

病史询问（或问卷调查）包括：有无他人告知夜间有磨牙现象，睡眠清醒时是否感觉上下颌牙咬合在一起，晨起时是否感到面部酸困等。临床检查项目主要包括牙体磨损情况、牙周损伤情况、咀嚼肌触诊情况、修复体损坏情况等。

四、磨牙症的治疗

由于磨牙症的病因不明确、机制复杂，其治疗方法也种类繁多，目前还没有公认的能够完全停止磨牙的特异性治疗方法。现有的治疗手段包括咬合板、咬合治疗、肌松弛治疗、药物治疗、心理与行为学治疗等。咬合板是最常用的治疗方法，其目的在于隔离咬合面、降低升颌肌的紧张度，避免咬合面磨损和对牙周组织的损伤。详细治疗见本书第九章。

第四章

颌面颈部肌痛的

评价与检查

第一节 疼痛的主观评价与记录方法

目前临床上对疼痛评估应用较为广泛的是视觉模拟评分法（visual analogue scale，VAS），基本的方法是使用一条长约 10 cm 的游动标尺，等距离标有 0~10 分共 11 个刻度，两端分别为"0"分端和"10"分端，0 分表示无痛，10 分代表曾经历过难以忍受的最剧烈的疼痛。

VAS 法应用简便，受试者无须填写复杂的调查表，临床使用时将有刻度的一面面向受试者，让其在标尺上标出能代表自己疼痛程度的相应位置，医师根据标出的位置记录分数，临床评定以 0~1 分为无痛；1~3 分为轻度疼痛（睡眠不受影响）；4~6 分为中度疼痛（睡眠受影响）；7~10 分为重度疼痛（睡眠受严重影响）。此方法简单易行，相对客观敏感。临床治疗前后及治疗过程中可以多次使用该方法对疼痛治疗的效果进行较为客观的动态评价，对比评估疼痛程度是增加还是减少，以及减少的程度，有利于及时调整治疗方案，改善治疗效果。

VAS 法使用时需注意：

1. 使用前需要对受试者做详细的解释工作，让受试者理解该方法的概念以及其与真实疼痛的关系，然后再让受试者在标尺上标出自己疼痛的相应位置。

2. 建议使用在正面、背面同样位置标有 0~10 之间同样数字的游动标尺，以便在受试者移动标尺时医生能够立即在标尺背面看到具体数字。

3. 老年人准确标定坐标位置的能力不足，因此此法不宜用于老年人。

第二节　颌面颈部肌痛的检查方法

颌面颈部肌痛的临床检查包括手法触诊（在病损肌肉中可能触及压痛点）和功能运动检查（病损的肌肉在进行持续收缩或被动拉伸时疼痛往往会加剧）。

一、手法触诊

触诊是目前临床上针对肌肉敏感和疼痛的主要诊断方法之一，触诊引起的组织形变会激发病变肌肉组织的敏感或疼痛，但对健康肌肉没有影响。通过触诊颌面颈部肌肉有无触痛、有无扳机点，对比收缩强度和紧张程度，可大体判断肌肉的生理和功能状态。

临床触诊检查时主要使用示指、中指的指腹，无名指可以协助探查邻近组织。以约 1 kg 的压力从口外按压肌肉，约 0.5 kg 的压力从口内按压肌肉，主要检查有无压痛点，有无痛性结节，并对比其肌张力。触诊采用柔和且稳定的压力按压，单次稳定按压 1~2 s。按压时询问受试者是否有疼痛或不适感，采用 VAS 法来记录疼痛指数以评价疼痛的强度。

常规的颌面颈部肌肉触诊检查包括颞肌、咬肌、翼内肌、翼外肌下头、二腹肌后腹、胸锁乳突肌和颈后肌群等。医生可同时检查左右侧以提高检查效率。

1. **颞肌**　颞肌分为前、中、后三部，对颞肌的检查应对三部分分别进行。

颞肌前束触诊的位置在颧弓上、颞下颌关节前（图 4-1），这部分肌纤维呈垂直走行。颞肌中束触诊的位置在颞下颌关节的正上方（图 4-2），这部分肌纤维斜向走行于颅骨外侧面。颞肌后束触诊的位置在耳后上方（图 4-3），这部分肌纤维呈水平走向。

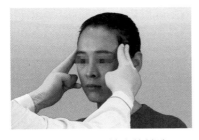
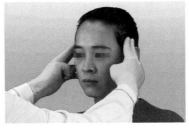
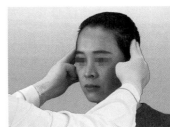

图 4-1　颞肌前束的触诊　　　图 4-2　颞肌中束的触诊　　　图 4-3　颞肌后束的触诊

颞肌的肌纤维向下延伸汇聚成肌腱附着于下颌骨喙突，检查颞肌肌腱时将一手手指置于患者口内，手指沿下颌骨升支前缘向上探查，直至触及覆盖于喙突表面的肌腱附着，另一手可于口外相应位置配合检查。（图4-4）

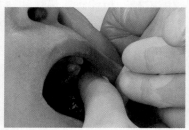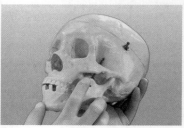

图4-4　颞肌肌腱的触诊

2. 咬肌　咬肌位于下颌升支外侧，呈四边形，起自颧弓的下缘和内面，斜向后止于下颌角附近的咬肌粗隆。咬肌触诊检查时应先找到颧骨颧弓的咬肌起端，指尖由此向下按压（图4-5），逐渐移动至咬肌中段（图4-6），最后至位于下颌升支下缘的咬肌止端附着处（图4-7）。

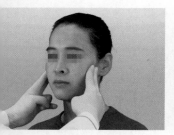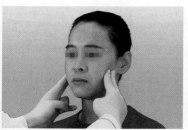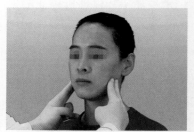

图4-5　咬肌起端的触诊　　　图4-6　咬肌中段的触诊　　　图4-7　咬肌止端的触诊

3. 翼内肌　翼内肌起自翼窝，向下后外走行，至于下颌角的内侧面。对翼内肌的触诊主要是从口内对翼内肌的止端进行触诊，可以用一只手的手指扣诊下颌角内侧面，两侧分别进行。（图4-8）

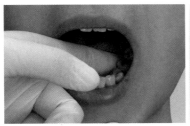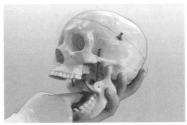

图 4-8　翼内肌止端的触诊

4. **翼外肌下头**　翼外肌分上头、下头两部分，翼外肌上头起自蝶骨大翼的颞下面，呈水平方向向后外走行，止于关节囊、关节盘和髁突颈部，因位置深在，不便进行触诊。翼外肌下头起自翼外板的外表面，向后上外方向延伸，主要止于髁突颈部。口内触诊翼外肌下头时，让患者下颌偏向检查侧，中度开口，用手指沿上颌结节向后向上触压翼外肌下头肌纤维（图 4-9）。

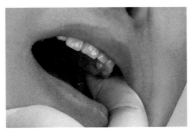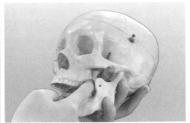

图 4-9　翼外肌的触诊

5. **二腹肌后腹**　二腹肌在下颌功能运动中发挥着重要作用，通常分为前腹和后腹。触诊时将手指放在下颌角与胸锁乳突肌之间，从下颌角后内向上内触诊可扪及二腹肌后腹（图 4-10）。

6. **胸锁乳突肌**　胸锁乳突肌不直接参与下颌运动，但是参与头部姿势的维持，因此也是

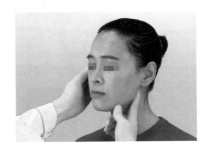

图 4-10　二腹肌后腹的触诊

颌面颈部肌痛的主要发病部位之一。触诊部位从双侧耳后乳突下开始，沿其纤维走行向下触诊，直至其锁骨附近的附着处（图 4-11）。

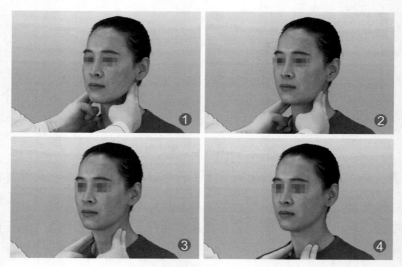

图 4-11 胸锁乳突肌的触诊

7. **颈后肌群** 颈后肌群起于枕骨后区，沿颈椎向下延伸，该肌群肌肉相互层叠，因此较难单独触诊。触诊该肌群时，手指沿患者头后部滑行，双手分别触诊左右枕骨区的肌群起点，手指沿颈部向下移动，触诊颈后肌群全长（图4-12）。

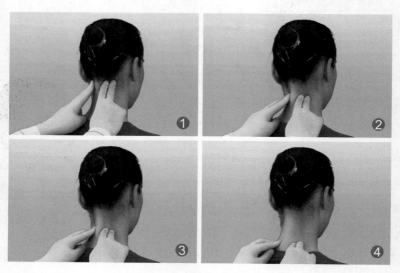

图 4-12 颈后肌群的触诊

二、功能运动检查

翼外肌上头由于位置深在，很难直接触诊，翼外肌下头及翼内肌虽然可以直接进行触诊，但其手法操作难度较大且易引起患者不适，因此功能运动检查作为一种替代性检查方法也在临床广泛应用，常见功能运动检查有下颌前伸检查（图4-13）和紧咬压舌板检查（图4-14）。其原理是肌肉在劳损状态下继续行使功能会产生疼痛反应，因此可以利用过度劳损的肌肉在收缩或拉伸时产生痛觉的特性，来检查相应肌肉的功能状态（表4-1）。在功能运动检查中，受检肌肉一般应先收缩后拉伸。

表 4-1　翼外肌、翼内肌在功能运动检查中的反应汇总表

	肌肉收缩	肌肉拉伸
翼外肌下头	抗力前伸，疼痛↑	紧咬牙，疼痛↑ 紧咬压舌板，无痛
翼外肌上头	紧咬牙，疼痛↑ 紧咬压舌板，疼痛↑	张口，无痛
翼内肌	紧咬牙，疼痛↑ 紧咬压舌板，疼痛↑	张口，疼痛↑

1. 翼外肌下头

（1）收缩　翼外肌下头是牵引下颌前伸最主要的肌肉，所以当患者做下颌前伸运动时可以记录该肌肉的收缩状态。检查方法为检查者用手对患者颏部施加向后的力量，嘱患者对抗检查者的力量做下颌前伸运动（图4-13），如果病因为翼外肌下头，则疼痛会加剧。

（2）拉伸　上、下颌牙列最紧密接触时，翼外肌下头处于拉伸状态。如果紧咬牙时翼外肌下头区域的疼痛加剧，但当置压舌板于双侧后牙之间（翼外肌下头无法完全拉伸）紧咬时（图4-14）疼痛不会加剧，甚至缓解或消失，则病因可能源于翼外肌下头。

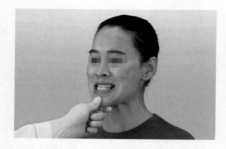

图 4-13　下颌前伸检查

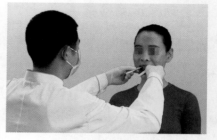

图 4-14　紧咬压舌板检查

2. 翼外肌上头

（1）收缩　翼外肌上头参与升颌运动，因此在紧咬牙时收缩加剧，如果有紧咬牙时翼外肌上头区域的疼痛加剧，则病因可能为翼外肌上头。置压舌板于双侧后牙之间紧咬时，翼外肌上头仍会收缩，相应的疼痛会再次加剧。

（2）拉伸　大张口时翼外肌上头不拉伸，因此如果大张口时无疼痛而紧咬牙时疼痛加剧则考虑为翼外肌上头异常。

3. 翼内肌

（1）收缩　翼内肌在闭口运动时收缩。若翼内肌异常，紧咬牙时会加剧相应区域的疼痛。当放置压舌板于双侧后牙之间紧咬时，翼内肌仍在收缩，此时相应的疼痛仍在加剧。

（2）拉伸　翼内肌在开口运动中拉伸，因此若翼内肌异常会在开口中加重疼痛。

附表：颌面颈部肌痛检查表

姓名：_____　性别：_____　年龄：_____　　检查日期：____年____月____日

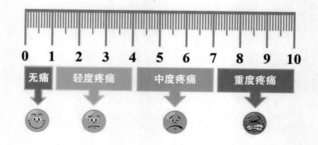

40

一、触诊检查

颞肌			
左侧		右侧	
前束	VAS 值：	前束	VAS 值：
中束	VAS 值：	中束	VAS 值：
后束	VAS 值：	后束	VAS 值：
肌腱	VAS 值：	肌腱	VAS 值：
咬肌			
左侧		右侧	
起端	VAS 值：	起端	VAS 值：
中段	VAS 值：	中段	VAS 值：
止端	VAS 值：	止端	VAS 值：
翼内肌			
左侧		右侧	
止端	VAS 值：	止端	VAS 值：
翼外肌			
左侧		右侧	
下头	VAS 值：	下头	VAS 值：
二腹肌			
左侧		右侧	
后腹	VAS 值：	后腹	VAS 值：
胸锁乳突肌			
左侧		右侧	
上部	VAS 值：	上部	VAS 值：
中部	VAS 值：	中部	VAS 值：
下部	VAS 值：	下部	VAS 值：

颈后肌群			
左侧		右侧	
上部	VAS 值：	上部	VAS 值：
中部	VAS 值：	中部	VAS 值：
下部	VAS 值：	下部	VAS 值：

二、功能运动检查

部位	张口	咬紧牙	紧咬压舌板	抗力前伸
翼外肌下头	VAS 值：	VAS 值：	VAS 值：	VAS 值：
翼外肌上头	VAS 值：	VAS 值：	VAS 值：	VAS 值：
翼内肌	VAS 值：	VAS 值：	VAS 值：	VAS 值：

检查人：＿＿＿＿＿＿＿＿＿＿

第 五 章

肌功能锻炼方法

第一节　颌面部肌群的锻炼方法

一、无阻力下颌自主运动

【锻炼目的】

缓解下颌运动受限症状，减轻肌肉痉挛和疼痛，改善肌力和肌阻抗，恢复肌肉功能和运动控制能力。

【锻炼方法】

嘱受试者端坐、放松，分别进行缓慢的自主开闭口运动、左右侧方运动、前伸后退运动，每个动作都应达到最大幅度，并在运动的极限位置停留 1~2 s，每个动作重复 8~10 次，完成 3~4 套上述运动为一单元，每天重复 3~5 个单元。这项简单的自主锻炼有助于改善下颌运动的协调性，使紧张的肌肉得到放松，从而缓解下颌运动受限的症状。（图 5-1）

【注意事项】

1. 颞下颌关节习惯性脱位，或经影像学检查确认关节有骨质严重异常者谨慎进行此项锻炼。

2. 训练初期，可利用镜子映照下颌位置，通过视觉反馈进行下颌自主运动锻炼，熟练后再在无镜情况下进行锻炼。

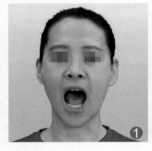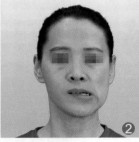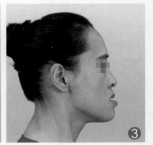

图 5-1　无阻力下颌自主运动

二、阻力下颌自主运动

【锻炼目的】

提高肌肉力量，增加肌肉耐力，改善肌张力。

【锻炼方法】

1. **紧咬 – 放松运动**　嘱受试者端坐或直立，将后牙用力紧咬 10 s，随即放松 10 s。（图 5-2）

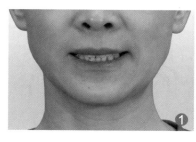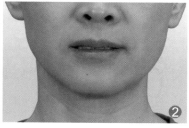

图 5-2　紧咬 – 放松运动

2. **阻力开闭口运动**　嘱受试者将手置于颏部下方，在缓慢开口过程中适度向上用力做阻止开口的动作，直到最大开口位，在此停留 1~2 s。然后，开始阻力闭口运动，即在下颌最大开口位，将手指置于下颌切牙切端，手指适度向下用力，给闭口动作施加一定的阻力，同时让受试者在阻力下慢慢闭口，直至上颌切牙贴近手指的位置。重复 8~10 次。（图 5-3）

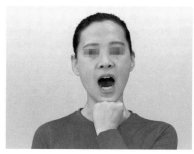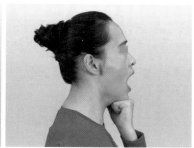

A. 阻力开口运动

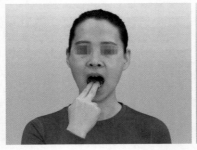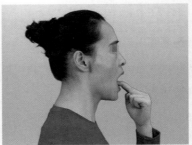

B. 阻力闭口运动

图5-3　阻力开闭口运动

3. **阻力侧方运动**　将手置于一侧的下颌体部，并对下颌体施加一定向内的、阻碍下颌向侧方运动的压力，嘱受试者对抗该阻力做下颌侧方运动，至下颌运动到侧方极限位，并停留1~2 s。重复8~10次。（图5-4）

4. **阻力前伸运动**　将手置于下颌颏部前方，并对下颌颏部施加一定向后的、阻碍下

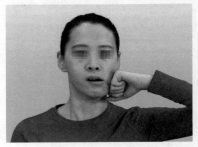

图5-4　阻力侧方运动

颌前伸的力，嘱受试者对抗该阻力做下颌前伸运动，至下颌运动到前伸运动极限位，停留1~2 s。重复8~10次。（图5-5）

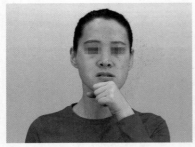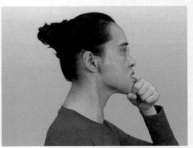

图5-5　阻力前伸运动

完成6~8套上述动作为一单元，每天重复3~5个单元。

【注意事项】

如果运动中颌面部疼痛明显，较难承受，则停止训练。

三、颞下颌关节转动控制锻炼

【锻炼目的】

改善肌源性和关节源性颞下颌关节紊乱病患者的运动控制能力。

【锻炼方法】

嘱受试者卷舌，尽量将舌尖向后，置于软腭上。与上下后牙自然咬合时（图5-6A）相比，该状态下下颌的位置偏后下方，即下颌的生理性最后位或后退接触位（图5-6B），上下牙接触时仅部分后牙牙尖斜面接触。同时，让受试者将示指放在双侧外耳道前1 cm的髁突上做开口运动，如果受试者感觉到关节的髁突"球"（自我感觉）向前移动顶着手指就停止，此时开口度大约为20 mm，然后闭口至起始位置，重复此动作8~10次，完成3~4套上述运动为一单元，每天重复3~5个单元。此锻炼方法有助于受试者意识到习惯性下颌功能运动的正确方式（图5-7）。

【注意事项】

手指按压力度不宜过大。

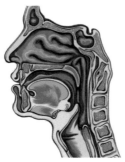

A. 牙尖交错位（自然咬合位）　　B. 后退接触位（下颌生理性最后位）

图5-6　面部正中矢状位结构示意图

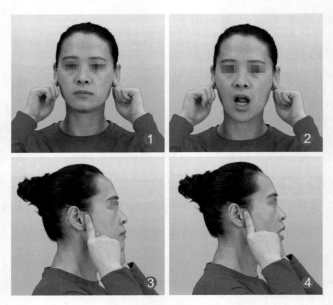

图 5-7 颞下颌关节转动控制锻炼

四、咬合运动锻炼

【锻炼目的】

在交替进行的等长收缩与等张收缩中恢复咀嚼肌群（升、降颌肌）及面部表情肌之间的协调关系，从而纠正开闭口过程中的异常下颌运动，改善颞下颌关节弹响。

【锻炼方法】

嘱受试者端坐，两眼平视前方，做吞咽动作并使上下颌牙齿咬住。然后，两侧用相等且持续的力紧咬 10 s，然后放松使下颌处于下颌姿势位（端坐或直立，两眼平视前方，不咀嚼、不吞咽、不说话时下颌的位置，此时上下颌之间有一个自然的间隙）10 s。从下颌姿势位开始张闭口 10 次，注意张闭口时下颌不能左右偏斜，张口度限制在 35~40 mm，闭口至下颌姿势位稍停顿（上下颌牙不接触）。完成 3~4 套上述运动为一单元，每天重复 3~5 个单元。（图 5-8）

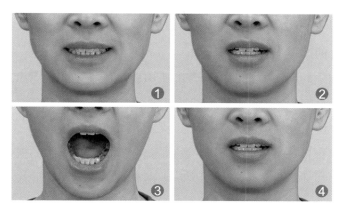

图 5-8　咬合运动锻炼

【注意事项】

最大紧咬牙的力度根据患者的耐受性决定。

五、下颌体 – 髁突交叉施压锻炼

【锻炼目的】

刺激和伸展颞下颌关节的关节囊，放松咀嚼肌。推荐用于所有颞下颌关节紊乱病患者，尤其是关节源性病例。

【锻炼方法】

这是一种脊椎按摩技术的改进，属于自我动员的主动运动。受试者将单手（鱼际部位）放在同侧的颞下颌关节上，另一只手掌根部放在对侧下颌体部。然后，受试者进行开闭口运动，同时用手对接触部位施加压力（图 5-9）。如果可以承受，压力应逐渐随着开口度增大而增加。缓慢开口至最大，并保持 1~2 s 后，缓慢返回自然闭口位。如此开闭口 8~10 次后，换手进行 8~10 次

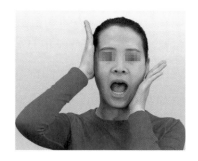

图 5-9　下颌体 – 髁突交叉施压锻炼

另一侧的施压锻炼。完成 4~6 套上述运动为一单元，每天重复 3~5 个单元。

【注意事项】

开口幅度和施压力度根据个人的耐受性由受试者自行确定。

六、被动开口锻炼

【锻炼目的】

利用肌肉之间相互拮抗的原理恢复肌肉胶原纤维之间的润滑，放松颌面部肌肉，增加开口度。对关节源性和肌源性颞下颌关节紊乱病有效。

【锻炼方法】

缓慢自然张口，直到感觉到肌肉有紧张感。然后将单手的拇指和示指分别置于上、下颌切牙的切缘上，施加力量辅助开口，在能耐受的情况下保持最大开口位拉伸至少 10~20 s，然后返回自然闭口位，休息 5~10 s。（图 5-10）

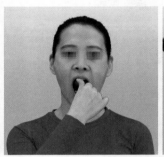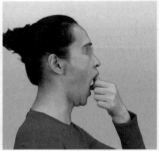

图 5-10　被动开口锻炼

这种锻炼同样适用于侧方运动（图 5-11），即在受试者向侧方运动至阻力位时用手辅助推下颌至最大侧方运动位，也是每次保持 10~20 s，然后返回自然闭口位，休息 5~10 s。进行上述每种动作 8~10 套为一单元，每天重复 3~5 个单元。

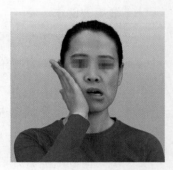

【注意事项】

1. 首次锻炼应在医护人员指导下练习。

2. 锻炼应循序渐进，逐渐增大运动幅度。

图 5-11　被动侧方运动

3. 颞下颌关节或肌肉急性期疼痛者慎重选择此方法。

七、针对关节源性开口受限患者的下颌运动锻炼方法

【锻炼目的】

通过自我髁突位置调整，使髁突摆脱与关节盘的紧密嵌顿状态，恢复正常的开口幅度。

【锻炼方法】

1. **下颌后退位开闭口锻炼** 受试者端坐、放松，轻闭口，向后卷舌，尽量使舌尖向后抵近软腭，在保持舌尖后抵的状态下进行缓慢的开闭口运动，尽量开口至所能到达的最大幅度，保持 1~2 s，缓慢返回自然闭口位。重复 8~10 遍。（图 5-12）

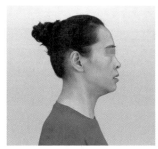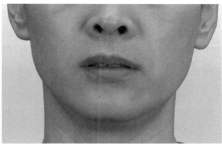

A. 保持舌尖后抵

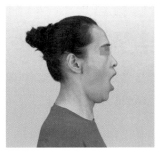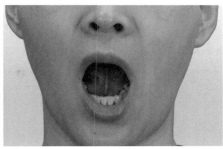

B. 开口至最大幅度

图 5-12 下颌后退位开闭口锻炼

2. **下颌从健侧最大侧方位起始的开闭口锻炼** 受试者端坐、放松，轻闭口，先将下颌向健侧（患病侧的对侧）水平运动，尽量运动到极限位，即健侧最大侧方位。从此位置开始尽量大开口，尽量开口至所能达到的最大幅度，坚持 1~2 s。然后复原自然闭口。重复 8~10 遍。（图 5-13）

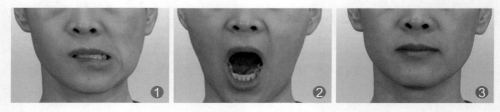

图 5-13　下颌从健侧最大侧方位起始的开闭口锻炼

3. **下颌半开口位前伸后退、侧方运动锻炼**　受试者自然半开口，从此位置开始缓慢地前伸、后退、向左、向右运动，各方向的运动都运动到极限位并保持 1~2 s。重复 8~10 遍。（图 5-14）

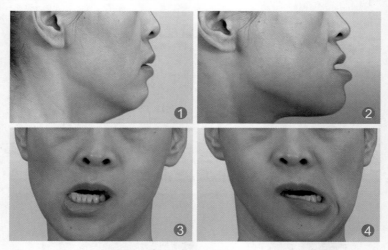

图 5-14　下颌半开口位前伸后退、侧方运动锻炼

完成 4~6 套上述动作为一单元，每天重复 3~5 个单元。

【注意事项】

1. 本方法主要适用于因一侧颞下颌关节嵌顿（一般指前移的关节盘阻挡了髁突运动而无法开口至正常幅度）引起的开口受限患者，不适用于关节强直、粘连、增生物等原因所致的开口受限。

2. 下颌运动锻炼要在不引起中重度疼痛的情况下进行，否则可能引起肌肉的应激性收缩。如果疼痛较重，建议先进行药物治疗、理疗等以缓解疼痛。

3. 一般情况下，当出现开口受限后，越早进行此类锻炼，效果越好。

八、针对开口早期弹响患者的下颌运动锻炼方法

【锻炼目的】

改善发生于开口早期、闭口末期的颞下颌关节弹响症状，通过运动中对髁突位置的控制给移位的关节盘创造复位的有利条件。

【锻炼方法】

1. **从切对切位开始开口的锻炼**　受试者先向前运动下颌前牙至切缘对切缘（切对切）的位置，从切对切位置开始进行开口运动，开口至最大开口幅度，并停留 1~2 s。闭口时先闭口到切对切位置，下颌再向后在上颌切牙舌面的引导下滑回到牙尖交错位（上下牙齿最广泛紧密接触的位置）。注意此运动的前提是在整个运动过程中未出现弹响。缓慢进行上述动作 3 min 为一单元，每天重复 5~6 个单元。（图 5-15）

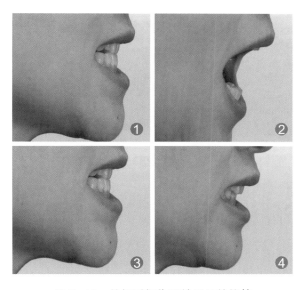

图 5-15　从切对切位开始开口的锻炼

2. **从自然闭口位开始的锻炼**

（1）嘱受试者端坐或直立，首先从自然闭口位开口，弹响发生后继续开口至最大开口位。（图 5-16①、②）

（2）自然闭口至最大前伸位（注意不是闭口至自然闭口位）。（图5-16②、③）

（3）保持上下颌牙齿接触从最大前伸位后退至上下颌前牙切缘对切缘的位置（即切对切位），注意此后退过程中避免出现弹响。（图5-16③、④）

（4）之后重复切对切位—最大开口位—最大前伸位之间的运动（图5-16④—②—③—④循环）。3 min 为一单元，每天重复 5~6 个单元。

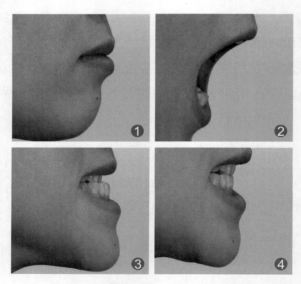

图5-16 从自然闭口位开始的锻炼

【注意事项】

1. 若下颌从切对切位再张口，仍有弹响，则可使下颌骨再往前少许，再进行开口运动，即将此位作为图中④—②—③—④循环中的开口起始位、闭口终止位。在循环运动中尽可能避免弹响发生。

2. 动作舒缓，不要过快。

3. 如运动中疼痛明显，建议停做，并及时就诊。

第二节　颈部肌群的锻炼方法

一、手颈相争锻炼

【锻炼目的】

增强颈部屈肌和伸肌的力量。

【锻炼方法】

1. **前后对抗**　直立或端坐，上身与头颈保持正直，双手手指交叉，置于额前（枕后），颈部向前、向后，用力与之对抗完成低头（仰头）动作。（图5-17）

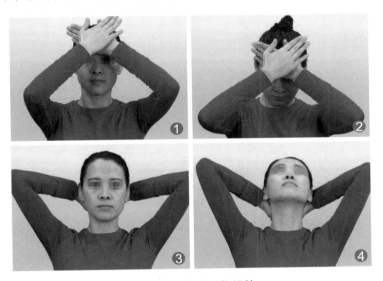

图5-17　前后对抗锻炼

2. **左右对抗**　直立或端坐，上身与头颈保持正直，手掌置于头左（右）侧，左手推头的左侧或右手推头的右侧，颈部用力与之对抗。（图5-18）

以上对抗动作均每次持续10 s后放松3 s，每组10次，每日3~5组。

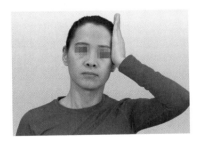

图5-18　左右对抗锻炼

【注意事项】

1. 力度要由轻至重，用力不能过大，不能使受试者感到颈部不适。

2.动作幅度不要太大，要慢起慢落。

二、颈部屈肌群锻炼

【锻炼目的】

增强颈部头长肌、颈长肌、斜方肌、头前直肌、头侧直肌、胸锁乳突肌及周围韧带的力量和弹性。

【锻炼方法】

1. 站姿无辅助式　第一组屈肌伸展运动：站姿，保持颈、肩和躯干成一直线，缓慢地将下巴向胸口贴近，直到感觉到颈后部伸展，于极限位维持 10 s，复位放松 3 s，重复 3 次。（图 5-19）

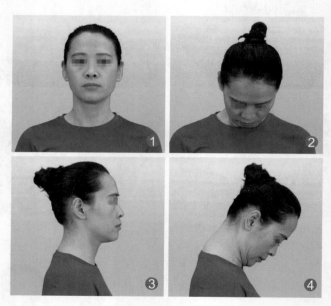

图 5-19　颈部屈肌群站姿无辅助式（屈肌伸展）锻炼

第二组屈肌等长收缩运动：站姿，保持颈、肩和躯干成一直线，让受试者用掌心轻轻地向后推额头，但保持头颈部姿势不变，维持 10 s，之后放松 3 s，重复 3 次。（图 5-20）

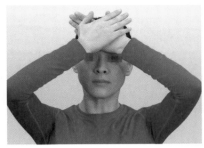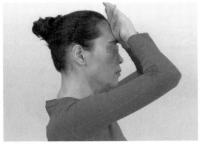

图 5-20 颈部屈肌群站姿无辅助式（屈肌等长收缩）锻炼

2. 躺姿无辅助式 仰卧，肩峰与床沿平齐，头颈部悬于床外。

（1）头部中立位，保持 30 s；

（2）头部缓慢前屈，在下颌颈部最大幅度靠近胸前的位置保持 30 s；

（3）头部缓慢后伸，同时眼睛向上看，下颌向前伸，与上颌切牙呈反殆状态（防止颈椎受到压迫），到达最大幅度时保持 30 s；

（4）头部中立位，保持 30 s；

（5）双手叠放于前额，然后颈部前屈，在动作达最大幅度时，缓慢加压到最大承受力，保持 30 s；

（6）双手叠放于前额，颈部后伸，在动作达最大幅度时，缓慢加压，直到颈部屈肌群有明显的拉伸感，保持 30 s；

（7）头部中立位，保持 30 s。（图 5-21）

重复上述动作 5 组，组间休息 1 min。

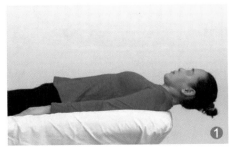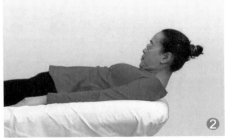

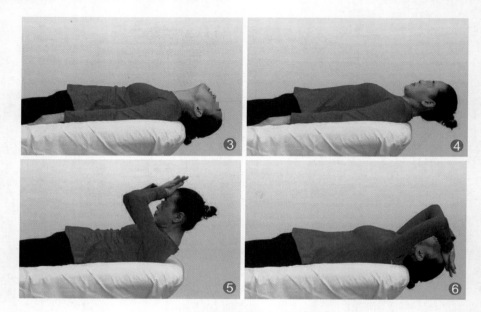

图 5-21　颈部屈肌群躺姿无辅助式锻炼

3. **静力阻抗式**　直立或端坐，将弹力带缠绕前额部，经左右侧耳上向后，双手分别握住弹力带一端，并向后牵拉弹力带，牵拉时头部要保持静止不动，每次坚持 15 s，6 次 / 组，共 4 组，每次间休息 10 s，每组间休息 1 min。（图 5-22）

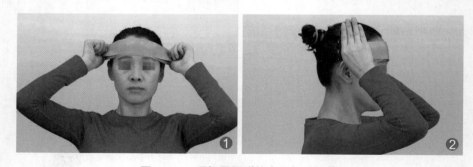

图 5-22　颈部屈肌群静力阻抗式锻炼

【注意事项】

1. 训练时肩膀放松。

2. 用力不能过大，不能使颈部感到不适。

3. 身体平躺时，头部一定要露出床头，颈屈时一定要做好防护，颈部屈伸的时候要慢上慢下。

4. 静力阻抗式锻炼时，注意双手向后方牵拉弹力带，力度要由轻到重，不能过猛、过快以免受伤，也可以让别人帮助做牵拉。注意弹力带位置不能太高或太低，防止用力效果不明显。

三、颈部伸肌群锻炼

【锻炼目的】

加强后颈部斜角肌、头后大直肌、头后小直肌、头上斜肌、半棘肌、胸锁乳突肌的力量。

【锻炼方法】

1. **站姿无辅助式**　第一组伸肌伸展运动：站姿，保持颈、肩和躯干成一直线，保持下颌高度，向前直视。头部缓慢向后仰让双眼直视天花板，当感觉到颈部前方伸展时停止，维持 10 s，复位放松 3 s，重复 3 次。（图 5-23）

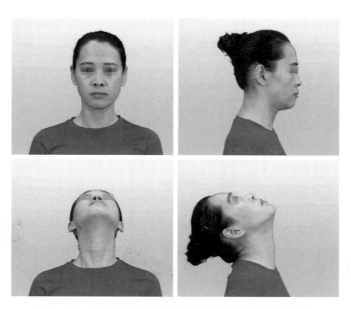

图 5-23　颈部伸肌群站姿无辅助式（伸肌伸展）锻炼

第二组伸肌等长伸展运动：站姿，保持颈、肩和躯干成一直线，保持下颌高度，向前直视。两手交握于脑后用力压头部向前，头部对抗手的力量向后伸展，头手对抗使头部位置保持不动，维持 10 s，放松 3 s，然后重复 3 次。（图5-24）

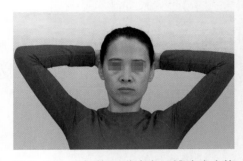

图 5-24　颈部伸肌群站姿无辅助式（伸肌等长伸展）锻炼

2. **躺姿无辅助式**　俯卧，肩峰与床沿平齐，头颈部悬于床外。

（1）头部中立位，保持 30 s；

（2）头部缓慢后伸，同时眼睛向上看，到达最大幅度时保持 30 s；

（3）头部缓慢前屈，在下颌颏部最大幅度靠近胸前的位置保持 30 s；

（4）头部中立位，保持 30 s；

（5）双手叠放在枕骨部位，然后颈部后伸，动作达最大幅度时，缓慢加压到最大承受力，保持 30 s；

（6）双手叠放在枕骨部位，然后颈部前屈，动作达最大幅度时，缓慢加压，直到颈部伸肌群有明显的拉伸感，保持 30 s；

（7）头部中立位，保持 30 s。（图 5-25）

重复上述动作 5 组，组间休息 1 min。

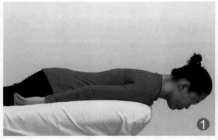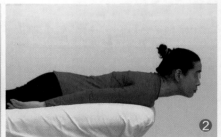

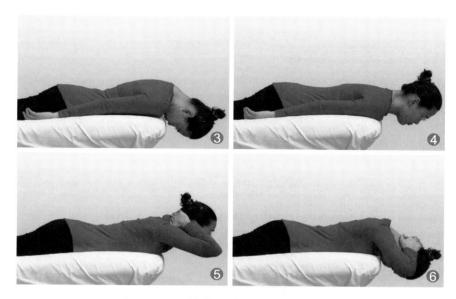

图 5-25　颈部伸肌群躺姿无辅助式锻炼

3. **静力阻抗式**　直立或端坐，将弹力带经枕部缠绕头部，弹力带要放在枕骨上缘，两侧经过耳上，双手分别握住弹力带一端，并轻轻向前牵拉弹力带，此时头部要保持静止不动，每次坚持 15 s，6 次 / 组，共 4 组。每次间休息 10 s，每组间休息 1 min。（图 5-26）

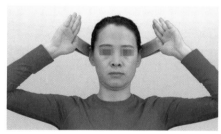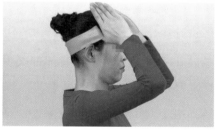

图 5-26　颈部伸肌群静力阻抗式锻炼

【注意事项】

1. 力度由轻至重，至颈部无法抵抗为止。

2. 用力不能过大，不能使受试者感到颈部不适。

3. 动作幅度不要太大，要慢起慢落。

4. 弹力带不能太高，以免滑落；也不能太低，以防影响锻炼效果。

四、颈部侧向屈曲锻炼

【锻炼目的】

加强侧颈部斜角肌、胸锁乳突肌、头颈夹肌等肌肉及韧带力量，改善侧向运动范围，舒缓颈部疼痛。

【锻炼方法】

1. **站姿无辅助式**　第一组颈侧部伸展运动：站姿，保持颈、肩和躯干成一条直线。头部倾斜让右耳向右肩移动直到感觉到颈部左侧有明显的伸展，于极限位保持 10 s，复位放松 3 s，每侧运动重复 3 次。（图 5-27）

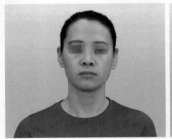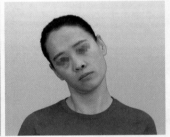

图 5-27　颈部侧向屈曲站姿无辅助式（颈侧部伸展）锻炼

第二组侧向等长收缩运动：站姿，保持颈、肩和躯干成一条直线。让受试者将左手掌放在头顶上，右手向背部伸长手臂弯曲。左耳往左肩略靠近，头往左，掌心向右压，头手对抗使头部位置保持不动，保持 10 s，之后放松 3 s，每侧重复 3 次。（图 5-28）

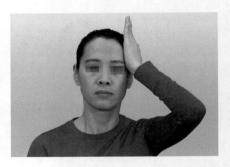

图 5-28　颈部侧向屈曲站姿无辅助式（侧向等长收缩）锻炼

2. **侧卧姿无辅助式**　受试者侧卧，肩胛下角与床沿平齐，头颈部悬于床外。

（1）左侧卧位，头部中立位，保持 30 s。

（2）头部缓慢向右侧屈，在最大幅度处保持 30 s。

（3）头部缓慢向左侧屈，到达最大幅度时保持 30 s。

（4）头部中立位，保持 30 s。

（5）左手经头部后侧放在右耳上方，头部缓慢向右侧屈，在最大幅度处时，缓慢加压到最大承受力，保持 30 s。

（6）头部缓慢向左侧屈，到达最大幅度时，左手缓慢加压，直到右侧颈部有明显的拉伸感，保持 30 s。

（7）头部中立位，保持 30 s。（图 5-29）

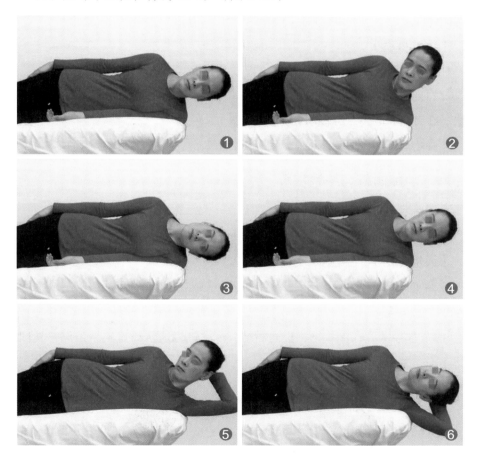

图 5-29　颈部侧向屈曲侧卧姿无辅助式锻炼

右侧卧位，重复上述锻炼程序，不同之处在于左右互换。重复上述动作 5 组，组间休息 1 min。

3. **静力阻抗式** 直立或端坐，用弹力带缠绕头部，经过枕骨上缘，两侧经过耳上，左手握住弹力带两端，并轻轻向左侧牵拉弹力带，牵拉时头部要保持静止不动，保持 15 s。换右手握住弹力带两端，并轻轻向右侧牵拉弹力带，牵拉时头部要保持静止不动，保持 15 s。6 次 / 组，共 4 组，每次间休息 10 s，每组间休息 1 min。（图 5-30）

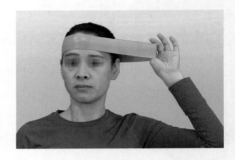

图 5-30　颈部侧向屈曲静力阻抗式锻炼

【注意事项】

1. 侧卧姿时动作幅度不要太大，要慢起慢落，以免身体离开床面。

2. 静力阻抗式单手向左（右）侧牵拉的时候力度要由轻到重不要用力过猛、过快，在颈部无法保持静力阻抗时停止。

3. 弹力带不能太高，以免滑落；也不能太低，以免影响锻炼效果。

五、颈部回旋、环转锻炼

【锻炼目的】

锻炼胸锁乳突肌、斜方肌等肌肉的协调性。

【锻炼方法】

1. **站姿无辅助式** 第一组旋转伸展运动：站立，保持肩、颈和躯干成一直线。把左手掌放在额头上，头缓慢向左转，直到右颈部感觉伸展，保持 10 s，复位放松 3 s。右手掌放在额头上，头向右转，再次轻轻地转动直到左颈部感觉伸展，保持 10 s，复位放松 3 s。（图 5-31）

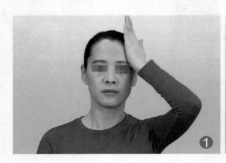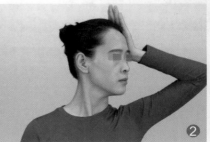

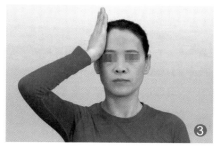
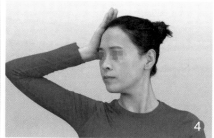

图 5-31　颈部回旋、环转站姿无辅助式（旋转伸展）锻炼

　　第二组旋转等长收缩运动：站立，保持肩、颈和躯干成一直线，向前直视。左手掌放在左太阳穴上，手掌施力使头向右转但保持头颈部姿势不变，保持 10 s，之后放松 3 s，每侧重复 3 次。（图 5-32）

　　2. **卧姿无辅助式**　仰卧，肩峰与床沿平齐，头颈部悬于床外。

图 5-32　颈部回旋、环转站姿无辅助式（旋转等长收缩）锻炼

　　（1）头部中立位，保持 30 s；

　　（2）头部向右回旋至最大幅度，保持 30 s；

　　（3）头部返回中立位，保持 30 s；

　　（4）头部向左回旋至最大幅度，保持 30 s；

　　（5）头部返回中立位，保持 30 s；

　　（6）头部缓慢顺时针环转五圈；

　　（7）头部返回中立位，保持 30 s；

　　（8）头部缓慢逆时针环转五圈；

　　（9）头部再返回中立位，保持 30 s。（图 5-33）

　　重复上述动作 5 组，组间休息 1 min。

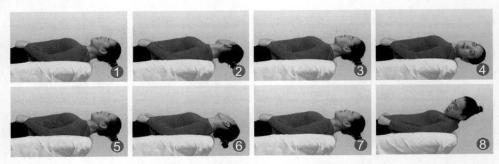

图 5-33　颈部回旋、环转仰卧无辅助式锻炼

受试者俯卧，肩峰与床沿平齐，头颈部悬于床外。重复上述仰卧位的动作。（图 5-34）

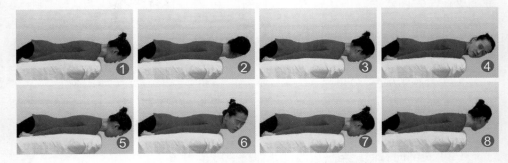

图 5-34　颈部回旋、环转俯卧无辅助式锻炼

【注意事项】

动作幅度控制在颈部无疼痛范围内，慢起慢落。

六、上斜方肌伸展运动

【锻炼目的】

放松斜方肌。

【锻炼方法】

坐姿，双腿张开与肩同宽。右手按住头顶左侧，使头向右倾至右耳贴近右肩，于此位维持 10 s，复位放松 3 s，每侧重复 3 次。（图 5-35）

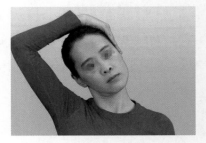

图 5-35　上斜方肌伸展运动

【注意事项】

避免头向前或后移动或转动，应直接往侧边移动。

七、提肩胛肌伸展运动

【锻炼目的】

放松提肩胛肌。

【锻炼方法】

坐姿，双腿张开与肩同宽。右手抓住左后边的头部，使颈部往上胸部右侧内缩，直到从肩胛骨边缘到左侧颈部感觉紧绷，于此位维持 10 s，复位放松 3 s，每侧重复 3 次。（图5-36）

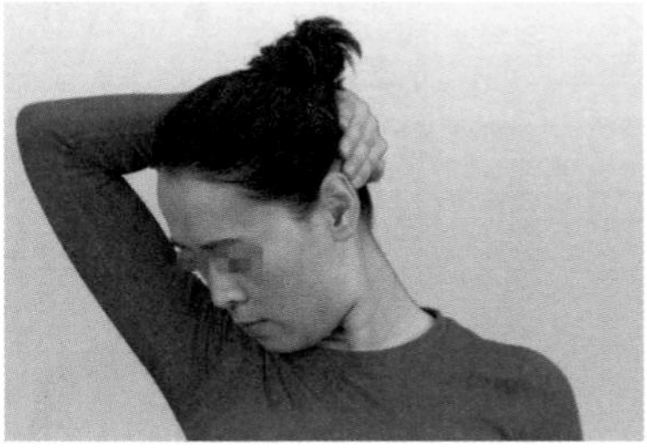

【注意事项】

避免过度伸展。

图 5-36 提肩胛肌伸展运动

八、耸肩摇肩运动

【锻炼目的】

缓解肩颈部结合处（肩胛提肌和斜方肌）疼痛。

【锻炼方法】

直立或端坐，两眼平视前方，抬肩缩颈，使头枕部与肩部尽可能靠近，双上肢自然下垂，先自前向后缓慢摇动肩关节，再自后向前缓慢摇动肩关节，或两者交替进行，从而带动肩颈部肌肉、韧带的运动。（图5-37）

【注意事项】

尽可能做到最大幅度。

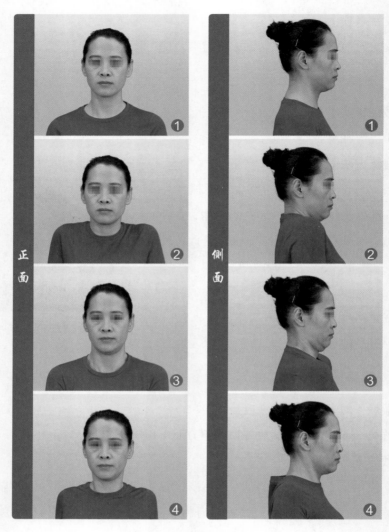

正面

侧面

图 5-37　耸肩摇肩运动

九、颈椎画星运动

【锻炼目的】

锻炼颈夹肌、胸锁乳突肌、提肩胛肌、斜角肌、半棘肌、斜方肌的协调性。

【锻炼方法】

站姿，保持颈、肩和躯干成一直线。保持下颌高度，向前直视。想象在前

方的水平和垂直方向上有颗星星，用头和颈部沿着垂直线和水平线描出星星的形状各 3 次，重复 5 遍。（图 5-38）

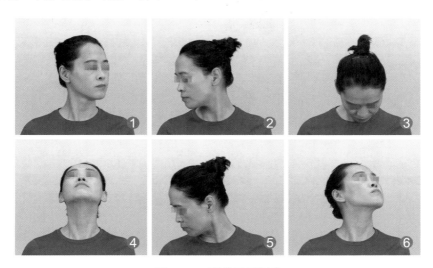

图 5-38　颈椎画星运动

【注意事项】

肩膀避免拱起或绷紧。

十、颈椎定点拉伸锻炼

【锻炼目的】

缓解颈部疼痛，复位紊乱的颈椎小关节。

【锻炼方法】

在做完前述一至九项的常规动作后，受试者自己或依靠他人找到自身疼痛部位，用自己的手指按住疼痛部位，颈部开始一定的前后屈伸、侧屈、旋转的复合动作，使颈部的活动杠杆支点处于所选择的疼痛部位，然后开始逐渐用力拉伸，从而准确地松解局部粘连的软组织，或复位错动的颈椎小关节。（图 5-39）

【注意事项】

此方法比较复杂，建议在有经验的医师指导下锻炼。

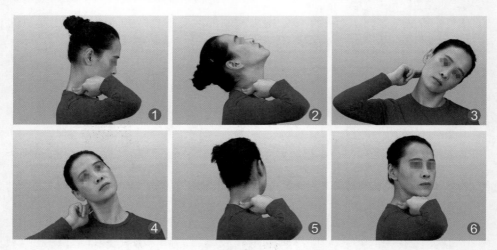

图 5-39　颈椎定点拉伸锻炼

第 六 章

手法按摩治疗

手法按摩治疗软组织损伤主要适用于处在发病初期阶段的肌肉、筋膜等组织轻度变性和挛缩，对于急性发病者疗效更为显著。按摩治疗软组织损伤的机制主要是针对无菌性炎症及其所形成的粘连变性、疼痛和肌肉痉挛等，通过手法按摩改善局部血运、促进新陈代谢、镇痛消炎、松解肌肉，从而达到促进软组织修复的目的。

对于有头颈部外伤、关节错位、骨折、发热、软组织感染性炎症、肿瘤、紫癜、血小板减少症或有出血倾向、口腔或皮肤局部溃疡者，应禁止按摩治疗。妇女妊娠或月经期间也不宜进行按摩治疗。

第一节　常用按摩手法

按摩的技巧是搓和揉，在此基础上也可在某一点施以垂直方向的重压，以消除肌肉的紧张和结缔组织的僵硬，从而恢复肌肉的柔软性。常用的按摩手法包括：

1. **指压法**　又名指针法，以指代针对压痛点作按压掐揉，由轻到重，持续片刻。对于神经干支通行的部位或出口部位，指压法具有较好的镇痛作用。（图 6-1）

2. **弹拨法**　又称拨筋法，通常用手指与肌肉肌腱交叉往返拨动，多用于长条肌肉与肌腱处，具有松解痉挛与去除粘连的作用。（图 6-2）

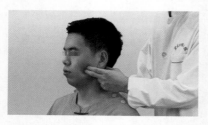

图 6-1　指压法（以咬肌为例）

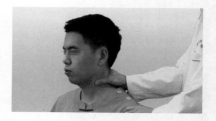

图 6-2　弹拨法（以胸锁乳突肌为例）

3. **捋顺法**（图 6-3） 又称理法或顺法，手指沿肌肉走行推捋，作用点深浅由指力强弱而定，具有解痉消肿的作用。

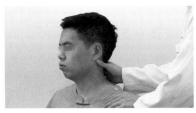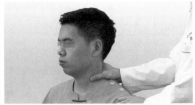

图 6-3 捋顺法（以胸锁乳突肌为例）

4. **提捏法**（图 6-4） 以拇指和其余四指相对成钳形，将体表部位肌肉合力反复捏拿提起。多用于斜方肌等扁形肌，作用面大，有较好的放松肌肉作用。

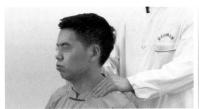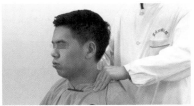

图 6-4 提捏法（以上斜方肌为例）

第二节 颌面部肌痛的按摩治疗

颌面部肌痛多由咀嚼肌过度紧张所致，主要表现为咀嚼肌的酸困、疼痛、肿胀，以及张口受限、咀嚼无力等下颌功能活动障碍。咀嚼肌的长期紧张甚至可以导致颞下颌关节紊乱病，出现颞下颌关节区疼痛、弹响等症状，甚至可引发头痛、耳痛等。因此，针对咀嚼肌进行按摩放松，消除肌紧张，可有效缓解颌面部肌痛，并预防颞下颌关节紊乱病的发生。

一、面部放松按摩

人的面部分布有 43 块肌肉，面部按摩可以放松这些肌肉，并促进血液循环。

在开始面部按摩前，受试者仰卧在治疗床上，术者应充分清洁双手，并告知受试者开始进行面部按摩。

1. 放松额部 将双手拇指指腹放在受试者的前额上，顺着与眉毛平行的方向一直轻抚到太阳穴，重复该手法3~5次。（图6-5）

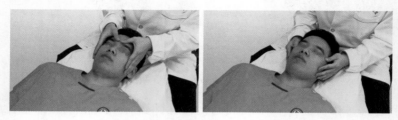

图6-5 放松额部

2. 放松眼部和鼻部 将左手拇指放在受试者的左侧眉部，顺着眉毛的方向轻抚3~5次（图6-6①、②），之后换右侧进行上述动作。将双手中指放在眉毛的内侧端，沿着鼻翼向下轻抚，再绕过眼眶下缘直到太阳穴，到达太阳穴后（图6-6③、④），轻轻按揉3~5 s，重复3~5次。注意：在做此手法时应小心，避免将手滑进眼眶内误伤眼球。

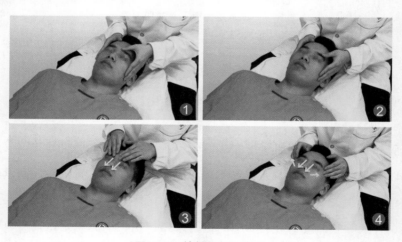

图6-6 放松眼部和鼻部

3. 放松颊部和颏部 将双手分别放在受试者的两侧面颊上，以轻轻画圈的手法按揉整个颊部约8~10 s，接着双手轻捏颏部3~5次后再分别沿着双侧下颌骨下缘一直捏到耳后。（图6-7）

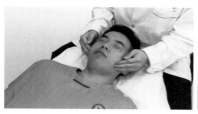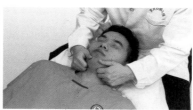

图 6-7 放松颊部和颏部

4. **放松下颌下部** 将双手拇指放在颧骨下方，其余四指放在下颌骨下方，按摩下颌下方的肌肉约 8~10 s。注意避免对喉部造成压力，以防受试者感到不适或受伤。（图 6-8）

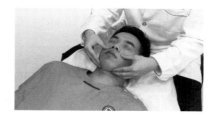

图 6-8 放松下颌下部

5. **放松结束** 双手四指并拢向上轻抚受试者的整个面颊 3~5 次，两手分别捏住受试者的耳垂并画圈按揉，向上一直按揉至耳廓最上端，最后捏住耳垂轻轻向下拽。（图 6-9）

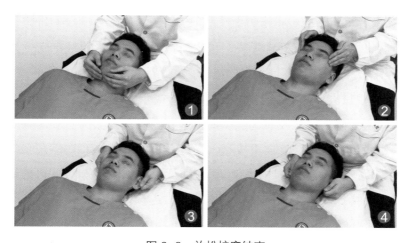

图 6-9 放松按摩结束

二、面部肌群深层按摩

受试者仰卧在治疗床上，术者位于受试者头侧。

75

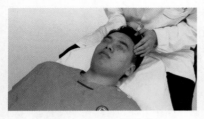

图 6-10　颞肌按摩

1. **颞肌按摩**　将左手指尖放在受试者的头侧面稍高于耳部的位置（颞肌区）上，右手稳定住头部。左手指尖用弹拨手法，每次只按摩颞肌的一小部分，用感觉探寻肿胀的肌肉纤维和敏感点，逐渐覆盖整块肌肉，发现压痛点后，进行指压治疗，即以适当力度（受试者感到中等程度疼痛为宜）按压 8~12 s。然后，对右侧颞肌重复上述动作。（图6-10）

2. **颞肌肌腱按摩**　让受试者张口，使颞肌肌腱伸长，术者将示指或拇指放在受试者头部两侧稍高于颞骨颧突的位置，用手指按压颞肌肌腱，轻轻探查紧张束和敏感点，进行指压治疗。（图6-11）

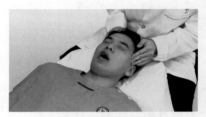

图 6-11　颞肌肌腱按摩

3. 咬肌按摩

（1）术者将示指或中指指尖由咬肌前缘开始，指端垂直于肌纤维的方向适力弹拨至后缘，由上至下逐排弹拨；再用拇指以拇顺法沿肌纤维走行方向适力滑搓（只可单方向滑搓，不可来回揉搓），如此反复 3~5 次。（图6-12①、②）

（2）让受试者张口，伸展咬肌，将拇指或示指放在咬肌上部前缘，向着颧骨的方向用力向上按压咬肌起点（此点为释放肌紧张极为有效的点），保持 5 s，之后继续沿着咬肌前缘向下按摩，直达下颌骨下缘。（图6-12③、④）

（3）术者戴手套进行口内操作，用拇指和示指分别在口外和口内挤压咬肌纤维，随之手指捻动肌肉纤维，找到压痛点，进行指压治疗。注意：不要挤压咬肌后部的肌纤维，该处有腮腺覆盖。（图6-12⑤、⑥）

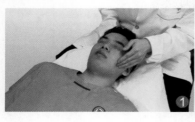
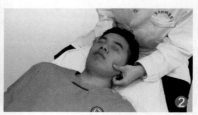

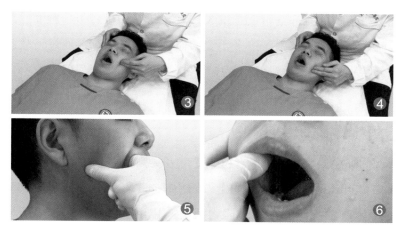

图 6-12 咬肌按摩

4. 额肌按摩 将双手手指放在额部发际线以下部分，用打圈按揉的手法按摩，每次按摩一小块区域，直到覆盖整块肌肉，用感觉探查紧张束和敏感点，进行指压治疗。用相同的手法继续向下按摩，一直到覆盖整个眉弓以上的前额。（图 6-13）

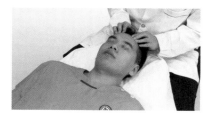

图 6-13 额肌按摩

第三节　颈部肌痛的按摩治疗

当坐、睡姿不正确或精神压力过大时，颈部肌肉就容易紧张，因此大多数人的颈部肌肉长期处于紧张状态，我军飞行人员尤其如此。颈部肌肉紧张可能导致紧张性头痛等邻近部位的异常，而颈部肌肉损伤常表现为颈肩或颈肩臂的酸胀、疼痛，头颈活动受限，有时会出现晨僵，一旦发生将严重影响飞行人员战斗力。颈部肌群若长期处于紧张、痉挛状态，还可能会出现颈椎曲度异常、椎间孔狭窄等颈椎功能紊乱表现，而颈椎功能紊乱又会进一步加重颈部甚至颌面部肌群的酸痛和功能障碍。中医理论认为"筋柔骨正，骨正筋柔"，因此充分按摩放松颈部肌群可以有效缓解颈椎功能紊乱引起的症状。

颈部按摩治疗前应仔细审读颈椎 X 线片，排除颈椎骨折、肿瘤、结核、风湿病等疾病因素。注意：由于许多重要的血管和神经从颈部通过，故颈部属于危险区域，特别是对于有颈动脉斑块者，在按摩颈部时应尽可能小心，避免用力过重。

一、颈部放松按摩

受试者仰卧在治疗床上，术者位于受试者头侧。

1. **颈部纵向放松** 双手手心向上，四指横向并排放在受试者的枕骨下缘，手指深入组织，直到感觉有轻微的阻力为止。用 4 指做短促的纵向往返移动（在移动过程中手指不能在皮肤表面滑动），持续 2 min；手指沿颈部纵向下滑大约 5 cm，到达下一节颈椎；重复上述手法，直到最后一节颈椎。回到枕骨下缘，两手各向外侧移动 2 cm，重复上述操作程序，继续向下按摩。（图 6-14）

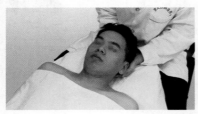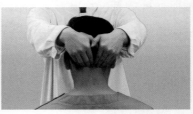

图 6-14　颈部纵向放松（右图为手法示意）

2. **颈部横向放松** 双手手心向上，手指相对分别放在颈椎棘突（位于颈椎的正后方，也就是体表能够摸到的颈椎骨性突起）的两侧，让手指沉入组织，然后手指缓慢地向两侧做横向往返运动，持续 2 min；手指沿颈部纵向下滑大约 5 cm，重复上述手法，直到最后一节颈椎。（图 6-15）

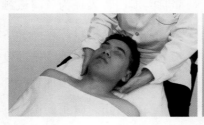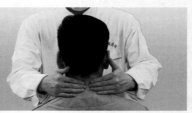

图 6-15　颈部横向放松（右图为手法示意）

二、颈前部肌深层按摩

受试者仰卧在治疗床上，术者位于受试者的头侧。

1. 二腹肌按摩

（1）前腹：把示指按在下颌骨底面中心位置的二腹肌窝附近，用示指从下颌骨上的二腹肌窝开始，顺着二腹肌前腹的走行按摩到舌骨上二腹肌的止点。（图6-16①）

（2）后腹：将示指放在下颌角与胸锁乳突肌之间，从下颌角后内向上内压入，若有压痛点，则进行指压治疗。（图6-16②）

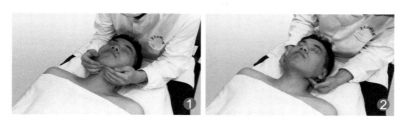

图6-16 二腹肌按摩

2. 胸锁乳突肌按摩

（1）术者用一只手托住受试者的头，轻轻地旋向一侧，将拇指按在乳突上，利用拇指的侧面，采用捋顺手法，顺着肌肉纤维的方向按摩胸锁乳突肌，到达胸骨后停止。（图6-17①、②）

（2）用拇指或示指，对胸锁乳突肌在胸骨上的起点做弹拨按摩，然后再用拇指沿着锁骨的上缘找到该肌肉在锁骨上的起点，对该起点做弹拨按摩。（图6-17③、④）

（3）用拇指和示指捏住胸锁乳突肌，从止点开始到起点为止，用捻动的手法彻底搜寻其中的压痛点，并进行指压治疗。（图6-17⑤、⑥）

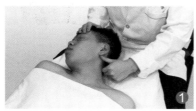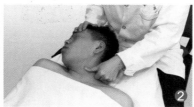

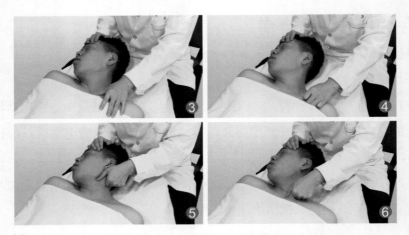

图 6-17　胸锁乳突肌按摩

三、颈后部肌群深层按摩

受试者侧卧，头下垫一个小枕头，膝关节之间夹一个靠垫。

1. **上斜方肌按摩**　术者用手抓住受试者颈部与肩部的交界处，将拇指按在斜方肌的边界上。用拇指从斜方肌的边界一直按揉到第 7 颈椎（图 6-18 ①—③）。将拇指向上移动 1 cm，重复上述做法，一级级上升直到枕骨。最后，用拇指对上斜方肌在枕骨上项线上的起点做按揉（图 6-18 ④）。

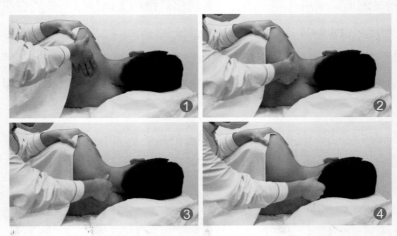

图 6-18　上斜方肌按摩

2. **头夹肌按摩** 用拇指的指腹从第 3 颈椎和第 4 颈椎的棘突开始，沿着斜角方向，向着颞骨的乳突按摩（图 6-19 ①、②），用感觉去寻找紧张束和压痛点，进行按压治疗。然后，从第 5 颈椎到第 3 胸椎分别重复上述动作（图 6-19 ③、④）。

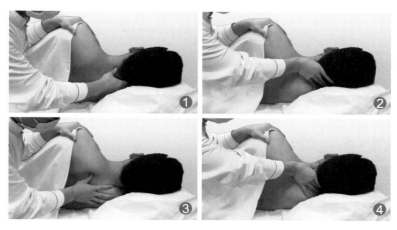

图 6-19 头夹肌按摩

3. **颈夹肌按摩** 术者用指尖在第 2~4 颈椎横突的后面做纵向的短程按摩，发现敏感点立即予以按压治疗。（图 6-20）

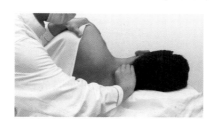

图 6-20 颈夹肌按摩

4. **颈后深层小肌群按摩** 术者用拇指以画圈手法对颈椎棘突和横突之间的小区域进行按揉，从第 7 颈椎开始（图 6-21 ①），向上逐级按摩直到枕骨（图 6-21 ②），发现压痛点立即予以按压治疗。

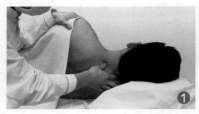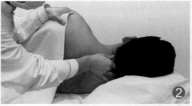

图 6-21　颈后深层小肌群按摩

5. **枕骨下肌群按摩**

（1）术者位于受试者的头端，一手虚握，手掌盖住受试者的头后部，手指钩住枕骨上的隆起。将手指沉入软组织当中，在受试者能忍受的限度范围内缓慢地做画圈按揉。（图 6-22①）

（2）术者位于受试者的侧面，面对受试者的头部，将双手大拇指平放按在受试者的枕外隆凸上，用拇指做滚碾动作，然后交替向下逐步滚碾颈部，一直到第 1 和第 2 颈椎。（图 6-22②）

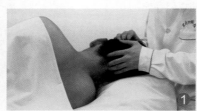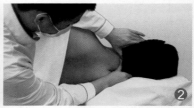

图 6-22　枕骨下肌群按摩

上述按摩结束后，进行颈前和颈后肌群伸展放松，让受试者在治疗台边上坐直身体，术者站在受试者背后，一只手从受试者的耳朵上方捂住前额，另一只手按住受试者的对侧肩膀。稳定住受试者的对侧肩膀，使受试者的头部侧屈，再使其头部向着伸展的方向慢慢旋转，在做上述动作时保持轻柔、缓慢移动（图 6-23）。之后，术者一只手的手掌放在受试者的肩膀上，另一只手的手掌搭在受试者脑后同一侧耳朵上方的位置，稳定住受试者的肩膀，同时使他的头向前屈曲。让受试者慢慢旋转头部，下巴始终指向胸部。保持这个伸展的姿势，受试者能够感受到拉伸，但注意不要过度伸展（图 6-24）。

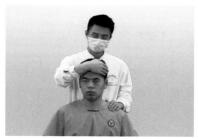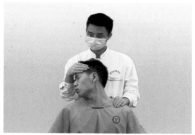

图 6-23 颈前肌群伸展

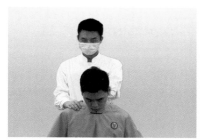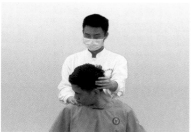

图 6-24 颈后肌群伸展

第 七 章

物理因子治疗

　　由于劳损、创伤等多种原因，颌面颈部肌痛是空军飞行人员的常见症状。常见的颌面颈部肌痛多与颌面颈部肌肉、韧带、筋膜等受损而引发的出血、渗出、水肿、无菌性炎症细胞浸润等有关，局部组织随之释放组胺、5-羟色胺、前列腺素等致痛物质，刺激邻近的神经血管产生疼痛。

　　物理因子治疗是康复治疗的重要手段，是通过使用包括电、光、磁、冷、热等物理因子，针对人体局部或全身的功能障碍或病变，采用非侵入性、非药物性的治疗来恢复身体原有生理功能的治疗方法。本章重点介绍可以用于颌面颈部肌痛治疗的物理因子治疗方法。

一、超短波理疗（高频电疗法）

　　超短波理疗是将波长 1~10 m 的超高频（30~300 MHz）交流电作用于人体，从而达到治疗目的的治疗方法。常用的仪器为超短波理疗仪（图 7-1）。

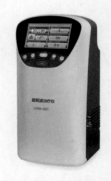

图 7-1　超短波理疗仪

【治疗原理】

　　超短波效应有热效应和非热效应，其中最主要的效应是非热效应。超短波理疗可以改善神经功能，使炎症病灶的神经兴奋性降低，阻断或减轻病理性神经冲动的恶性循环；促使炎症组织的 pH 值向碱性方向转化，消除组织的酸中毒，促进炎症的逆转。其热效应能使局部组织血管扩张，血液、淋巴循环改善，血管和组织细胞通透性升高，局部组织营养代谢增强。需要注意的是，在炎症早期禁止应用热效应。

【禁忌证】

1. 恶性肿瘤患者。

2. 体内装有心脏起搏器及金属异物的患者。

3. 严重心力衰竭、传染病患者。

4. 器质性心脏病术后患者。

5.有出血性疾病及高热的患者。

【使用方法】

严格按照理疗仪说明书指导进行。疗程应根据病情发展而定，每日 1~2 次，急性疼痛 6~8 次为一疗程，慢性疼痛则 12~24 次为一疗程。超短波的剂量分级见表 7-1。

表 7-1　超短波剂量分级表

剂量分级	患者感受	氖光灯亮度	电流强度
无热量（Ⅰ级）	无温热感	氖光灯若明若暗	0~30 mA
微热量（Ⅱ级）	有刚能感觉的温热感	氖光灯微亮	30~50 mA
温热量（Ⅲ级）	有明显舒适的温热感	氖光灯明亮	50~80 mA
热量（Ⅳ级）	有明显强烈的热感，但能耐受	氖光灯辉亮	80 mA 以上

【注意事项】

1.由于超短波波长短、频率高，超短波电流很容易通过电介质，故治疗时电极不直接接触皮肤，治疗部位无需暴露。

2.治疗选用的电极面积需稍大于病灶部位，电极与皮肤平行，并保持一定间隙，应根据病变深浅和病情需要确定垫物（间隙）厚度。

3.治疗时仪器要处于谐振状态，此状态下电流输出最佳，能量输出最充分。

4.病灶局部分泌物较多时应先清洗擦干，再治疗。

5.脂肪层厚的部位不宜用电容场法；热量级剂量治疗时，应防止因脂肪过热引起皮下痛性硬结。

二、中频电疗法

中频电疗法是应用频率为 1~100 kHz 的脉冲电流治疗疾病的方法。常用的设备为中频电理疗仪（图 7-2）。

【治疗原理】

中频电可以提高局部毛细血管中的血流速度和血流量，改善局部血液循环，加快代谢，

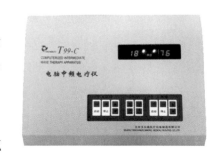

图 7-2　中频电理疗仪

促进炎性物质吸收，从而促进炎症的逆转。此外，中频电对感觉神经有抑制作用，可以使皮肤痛阈上升，故镇痛作用较好。

【禁忌证】

1. 急性炎症、恶性肿瘤、出血倾向、植有心脏起搏器者。

2. 患者心区，孕妇腰腹部。

3. 对电流不耐受者等。

【注意事项】

1. 中频电治疗仪应与高频电治疗仪分开，分设于两室，以免中频电治疗仪受高频电磁波的干扰影响。

2. 治疗前应当去除治疗部位的金属物品，如手表、发夹、首饰等。体内有金属异物的部位，如骨科金属固定物、金属碎片、金属节育环等，应严格掌握电流强度，避免组织损伤。

3. 不能在心前区及其附近进行治疗，有心脏病的患者，电流不宜过强，在治疗过程中一定要注意观察患者反应，如有不良反应立即停止治疗。

4. 治疗时电极要充分和皮肤接触，使电极下电流均匀分布，若电极不平整，会使电流密集在某处，易造成皮肤损伤。

三、经皮神经电刺激理疗（低频电疗法）

经皮神经电刺激理疗仪（图 7-3）采用的是不同频率的低电压、低电流强度的双相电流，通过表面电极将电刺激透过皮肤传达到三叉神经等，使其所支配的肌肉产生节律性收缩，以缓解该神经所支配肌肉的紧张性收缩，从而缓解肌紧张性疼痛，恢复正常肌功能。

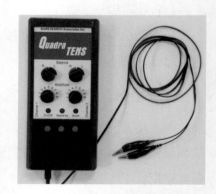

图 7-3　经皮神经电刺激理疗仪

【治疗原理】

以规则的脉冲信号刺激运动神经，使其支配的肌肉随着刺激频率同步收缩、舒张，以打破因颌面颈部肌肉不规则收缩而导致的肌紧张恶性循环，恢复肌肉规则的收缩次序。

【禁忌证】

带有心脏起搏器的患者。

【使用方法】

严格按照理疗仪说明书指导进行。一般每次 30~40 min，5 次为一疗程。

【注意事项】

1. 表面电极粘贴要规范，以免影响导电性能。

2. 理疗正式开始前，要调整双侧肌肉的反应度，确保两侧平衡且患者无不适。

四、激光治疗

激光治疗是一种利用弱激光直接照射生物组织后引起一系列生物效应，从而达到治疗目的的治疗方法。目前常用于理疗的弱激光仪器主要包括半导体激光理疗仪、氦氖激光理疗仪和扩束的二氧化碳激光理疗仪等（图7-4）。

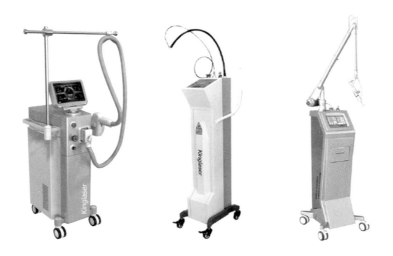

图 7-4　半导体激光理疗仪、氦氖激光理疗仪和二氧化碳激光理疗仪（由左向右）

【治疗原理】

激光可刺激机体自身释放消除疼痛的化学物质，减少引起疼痛的介质数量，脉冲模式产生的独特光压波可刺激游离神经末梢，阻断痛感传递，达到止痛效果。浅表组织吸收红外波段的激光可产生热效应，舒张血管，增加通透性，加快血流灌注。氦氖激光照射可以促进 B 细胞分化，从而增强机体的体液免疫功能，还可以增强巨噬细胞吞噬活性。半导体激光理疗仪常采用波长为 650~850 nm 的光波，该波段属近红外波段，其低强度激光照射可以改善和恢复血液及淋巴循环，促进代谢产物及致痛物质的消散和吸收，减轻对神经感受器的刺激，从而可起到缓解肌肉痉挛和止痛的作用。光照组织穿透能力达 7 cm，光束对神经和组织没有任何损伤，安全性高，无副作用。治疗方便，治疗时间短，效果显著。

【适应证】

1. 骨骼肌肉系统疾病：颈肩腰腿痛、肌筋膜炎，肩峰下撞击综合征等。

2. 神经系统疾病：面神经炎、带状疱疹、神经性皮炎等。

【禁忌证】

恶性肿瘤、皮肤结核、高热、出血倾向的患者，以及孕妇腰腹部。

【使用方法】

低功率氦氖激光治疗仪波长为 632.8 nm，包括散焦模式和光导纤维模式。高能量激光治疗仪波长为 980 nm，包括不同型号的准直器，须严格按照激光理疗仪说明书指导进行。

【注意事项】

1. 使用前要明确患者的主诉及症状。

2. 治疗探头紧贴皮肤，避开头发及破损皮肤。

3. 选择的照射位点要间隔一定的距离。

4. 术者、患者应戴护目镜。

五、红外线理疗

红外线理疗仪（图 7-5）是目前临床治疗、护理工作中不可缺少的重要理疗仪器。红外线可以透过衣服作用于治疗部位，直接使肌肉、皮下组织等产生热效应，从而加速局部血液循环，促进新陈代谢，减少疼痛，刺激肌肉松弛。

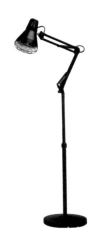

图 7-5 红外线理疗仪

【治疗原理】

红外线是不可见光，它辐射频率高，渗透性强，红外线波峰值严格在1 300 nm。红外线波长刚好可以穿透人体真皮层，达到促进血液循环，增强局部肌肉对炎症的吸收，缓解症状，减轻疼痛。

【禁忌证】

1. 高热患者。

2. 出血症患者。

【使用方法】

严格按照理疗仪说明书指导进行。一般每次照射 15~30 min，6 天为一疗程。

【注意事项】

1. 红外线照射距离一般为 30 cm，选择温热、感觉舒适的照射距离。

2. 注意不要使用加热灯泡直接与皮肤接触，以免烫伤。

3. 若要照射面部及眼部，须闭眼或戴防护镜，避免对眼部直接照射。

4. 体内有金属或电子设备的部位、皮肤有明显黑痣的部位、药物及皮肤过敏者禁止照射。

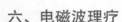

六、电磁波理疗

电磁波理疗仪（图 7-6）通过电磁波产生局部磁场作用于患部，使该部位的生物磁场经络达到平衡，在临床上具有调经活络、消炎止痛、活血化瘀的作用。

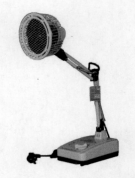

图 7-6 电磁波理疗仪

【治疗原理】

电磁波理疗是利用电的磁热效应原理进行理疗。电磁波理疗能有效改善颌面颈部肌肉的血液循环，激发机体自身的免疫功能，并刺激体内内啡肽的分泌，具有镇痛作用。

【禁忌证】

1. 血友病及有严重出血症患者。

2. 高血压患者。

【治疗方法】

一般每次照射 20~30 min，7~15 次为 1 个疗程。

【注意事项】

1. 皮肤感觉迟钝的患者要小心使用。

2. 治疗时照射部位必须完全裸露，否则会影响疗效。

3. 照射颌面部时，应对双目采取保护措施，以免发生眼球干涩现象。

4. 照射距离不宜过近，否则容易发生皮肤灼伤（如发红、起水泡）或误触碰涂料板；调整灯光亦应小心，以防灼伤。

七、冷疗与热疗

冷疗与热疗是最简单易行的物理治疗方法，前者可以减轻水肿，减少炎性渗出；后者可以促进局部血液循环、加快局部代谢产物和致痛物质吸收，从而起到止痛、消肿的作用。冷疗与热疗对于颌面颈部肌痛症状缓解具有重要意义。

1. **冷疗** 冷疗是将比人体体温低的物理因子（冷水、冰、蒸发冷冻剂等）作用于患部而进行治疗的一种物理疗法，可广泛应用于急性软组织损伤的早期治疗（48 h 内）。冷疗的作用机制是冷刺激能使局部血管收缩，降低周围感觉和运动神经纤维传导速度，从而缓解疼痛，减少炎症因子的释放。因此，冷疗具有良好的止痛、防肿功效。

冷疗常用的方法是将包裹的冰块放置于有症状区域，在组织表面做不施加压力的画圈运动。冰块每次放置的时间不超过 7 min，待温度回升后可以重复这一冷疗过程。

蒸汽冷疗喷雾是另一种常用的冷疗手段，最常用的喷雾剂是氯乙烷和氟甲烷。蒸汽冷疗喷嘴一般要距离组织约 30 cm，持续喷雾约 5 s，组织温度恢复后再重复喷雾。需要注意的是在喷雾过程中要用毛巾遮盖眼睛、耳朵、口、鼻。当存在肌筋膜痛时，可先在有扳机点的肌肉上喷冷疗喷雾剂，紧接着对肌肉做被动牵拉，这种做法有助于消除扳机点。

【注意事项】

1. 冷疗时间不宜过久，每次 10~20 min。

2. 每 10 min 观察皮肤变化，如发现皮肤苍白、青紫、麻木感应，提示静脉血淤积，应停止冷疗，否则会造成冻伤。

3. 若患者出现寒战、脉搏变快、呼吸困难、面色改变，应停止冷疗。

4. 冷疗一般在颌面颈部肌痛发生 48 h 之内进行。

5. 冷疗前需要对患者说明治疗的正常感觉和可能出现的不良反应。

6. 在进行治疗时要注意非治疗部位的保暖，防止患者出现不适。

2. **热疗**　热疗具有扩张血管、改善局部血液循环、促进局部代谢的作用，热疗本身也可缓解肌肉痉挛、消炎并促进瘀血的吸收。

热疗常用的方法是将干毛巾浸于热水盆内，取出后拧至半干，用手测试其温度是否适当（以免烫伤），然后用热毛巾湿敷疼痛区域，在毛巾外面放 60℃ ~70℃的热水袋来维持温度。如无热水袋，可在热毛巾外面盖以棉垫，以免热气散失，待热气散失后重新将毛巾放入热水中，如此反复。一般情况下，每次热疗 15~20 min（不宜超过 30 min），每日 3~4 次。

【注意事项】

1. 热疗的温度应以患者能忍受为度，要避免发生烫伤，对皮肤感觉迟钝的病人尤需注意。

2. 热毛巾须折叠平整，使热量均匀传递。

3. 热疗一般在颌面颈部肌痛发生 48 h 之后进行，可持续至肌痛痊愈。

4. 高热、急性化脓性炎症、厌氧菌感染者不宜接受热疗。

第八章

药物治疗

颌面颈部肌痛是头颈部非牙源性疼痛的主要原因，药物治疗是颌面颈部肌痛对症治疗中非常重要的一环，是快速缓解症状、恢复功能的重要手段。目前用于颌面颈部肌痛治疗的药物主要包括镇痛药、糖皮质激素类药和肌松剂等。针对颌面颈部肌痛的用药首选非甾体类解热镇痛抗炎药，对于中重度疼痛可以考虑联合应用糖皮质激素类药和非甾体类解热镇痛抗炎药，当怀疑存在咀嚼肌痉挛时可以考虑应用肌松剂。

第一节　非甾体类解热镇痛抗炎药

对颌面颈部肌痛而言，及时缓解疼痛对于恢复口颌系统正常功能、稳定患者情绪非常重要。非甾体类解热镇痛抗炎药种类很多，按照化学结构可分为水杨酸类（代表药物为阿司匹林）、芳基丙酸类（代表药物为洛索洛芬、布洛芬）、芳基乙酸类（代表药物为双氯芬酸钠）、选择性环氧合酶抑制剂（代表药物为塞来昔布）、苯胺类（代表药物为对乙酰氨基酚）、吡唑酮类（代表药物为保泰松）和吲哚乙酸类（代表药物为吲哚美辛）等。

镇痛药治疗的主要原则包括：①口服给药，尽可能避免创伤性给药；②按时给药，镇痛药应遵从各类药物的用药原则有规律地"按时"给药，而不是只在疼痛时"按需"给药；③按阶梯给药，镇痛药的选择应由弱到强逐渐增加，用药应个体化，剂量由小到大，直至疼痛消失为止；④镇痛药不宜长期、大量服用，以免产生毒副作用。

非甾体类解热镇痛抗炎药具有镇痛、解热、抗炎三种功效，对轻、中度颌面颈部肌痛有效，长期服用极少成瘾。

一、阿司匹林

阿司匹林又名乙酰水杨酸，1853年被合成，1899年开始作为解热镇痛药用于临床，至今已有上百年历史。阿司匹林可以抑制环氧合酶，减少前列腺素合成。

【临床应用】

常与其他解热镇痛药制成复方制剂。每次 0.3~0.6 g，每日 3 次，饭后服用。

【不良反应】

胃肠道反应常见，多为轻度胃肠道刺激症状。可引起过敏反应如皮疹、荨麻疹、血管神经性水肿、过敏性休克等，大剂量可引起中毒。

【注意事项】

孕妇、哮喘患者、高血压患者、肝肾功能不全患者、消化道溃疡病及凝血功能缺陷者慎用。与抗凝药、糖皮质激素合用时，可导致胃肠道出血。

二、布洛芬

布洛芬又名异丁苯丙酸，可抑制前列腺素合成酶，减少前列腺素合成，被认为是最安全的非甾体类抗炎镇痛药。与阿司匹林相比，解热作用较优，镇痛作用相等或较优，抗炎作用更突出。

【临床应用】

适用于轻度至中度钝性疼痛的治疗。成人每次 0.2~0.4 g，每日 3 次，餐中服用可减少胃肠道反应。

布洛芬缓释胶囊，每次 0.3~0.6 g，每日 2 次，每次药效可维持 12 h。

【不良反应】

胃肠道反应发生率约 30%~40%，多为轻度消化不良及胃肠道刺激症状，较阿司匹林、吲哚美辛易耐受。中枢神经系统反应常见失眠、头痛、眩晕、耳鸣等。与阿司匹林有交叉过敏，可引起中毒性弱视，对孕妇可引起产程延长及难产。

【注意事项】

孕妇、哺乳期妇女、哮喘患者禁用。高血压、肾功能不全、消化道溃疡病及凝血功能缺陷者慎用。与抗凝药合用时，可使其游离型血药浓度增加，应注意避免。

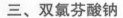

三、双氯芬酸钠

双氯芬酸钠为芳基乙酸类抗炎镇痛药钠盐制剂，通过抑制前列腺素、组胺及 5- 羟色胺合成而发挥抗炎镇痛作用。双氯芬酸钠具有中等强度镇痛效果，其镇痛作用为阿司匹林的 40 倍，解热作用为阿司匹林的 350 倍。

【临床应用】

适用于急性轻、中度疼痛。口服：成人每次 25~50 mg，每日 2~3 次，可与食物同服，以减少胃部刺激。双氯芬酸二乙胺乳胶剂（扶他林）可用于局部外涂，每日 3~4 次。

【不良反应】

偶见恶心、上腹不适等消化道症状，眩晕、头痛等神经系统症状，血管神经性水肿、皮肤红斑等过敏反应。

【注意事项】

1. 胃肠道功能紊乱，消化道溃疡，肝、肾功能不全者及孕妇慎用。

2. 与糖皮质激素合用可能增加不良反应，应避免与其他非甾体类抗炎药、抗凝血药、甲氨蝶呤等合用，以免药物相互作用，产生不良后果。

四、塞来昔布

塞来昔布主要通过抑制环氧化酶 -2 来抑制前列腺素的生成，从而减少组织水肿、缓解疼痛。塞来昔布的胃肠道副作用较小。

【临床应用】

适用于肌肉、骨骼急性疼痛。一般推荐剂量为 200 mg，每日一次口服，或 100 mg 每日两次口服。对于急性疼痛推荐第 1 天首剂 400 mg，必要时，可再服 200 mg；随后根据需要，每日两次，每次 200 mg。

【不良反应】

偶见消化不良和腹痛。

【注意事项】

1. 对塞来昔布和磺胺类药物过敏者禁用。

2. 有活动性消化道溃疡、出血的患者禁用。

3. 不可用于服用其他非甾体类抗炎药后诱发哮喘、荨麻疹或过敏反应的患者。

第二节　糖皮质激素类药

天然糖皮质激素具有重要的生理功能，人工合成糖皮质激素具有抗炎及免疫抑制等药理作用。因此糖皮质激素类药可以用于治疗与炎症相关的急重性颌面颈部肌痛。

糖皮质激素类药一般推荐短期应用，原则上建议与非甾体类解热镇痛抗炎药联合应用。以泼尼松龙为例，初始阶段，可为 15~30 mg/ 日（1 次 / 日，早饭后服用），3 天后减为 5~10 mg/ 日，约 1 周后停药，停药后可视情况继续应用非甾体类解热镇痛抗炎药。在临床上，糖皮质激素类药治疗可以口服给药，也可通过超声波或直流电经皮肤导入给药。

【注意事项】

对颌面颈部肌痛患者要避免长期大量给药，该类药物仅建议作为非甾体类解热镇痛抗炎药的辅助用药使用。

第三节　肌松剂

肌松剂可以降低肌肉电活动，一般用于治疗颌面颈部肌痛的肌松剂口服剂量远低于引发实验性肌肉松弛的药物剂量。目前一般建议肌松剂与其他保守疗法联合应用。用于颌面颈部肌痛治疗的常用肌松剂包括胺苯环庚烯、氯唑沙宗和美索巴莫等。需要注意的是，该类药物使用不当可能会引起严重的副作用（严重时可能危及生命），建议在神经内科医生指导下服用，且一般连续用药不宜超过 3 周。

一、胺苯环庚烯

胺苯环庚烯又名胺苯庚烯、环苯扎林。胺苯环庚烯在缓解清醒状态下颌面颈部肌痛的作用显著优于氯硝西泮，但没有改善睡眠的作用。胺苯环庚烯能够减轻局部骨骼肌痉挛，而不影响肌肉功能，对中枢神经系统疾病引起的肌肉痉挛无效。

【临床应用】

一般成人用量为 5 mg 或 10 mg，睡前服用，之后根据情况每 3~7 天加量 10 mg；也可转为一日 3 次，饭后服用，每次 10~20 mg，每日剂量不超过 60 mg。

【不良反应】

常见的不良反应包括嗜睡、口干和眩晕，偶见疲劳、衰弱、恶心、便秘、消化不良、味觉异常、视物模糊、头痛等。

【注意事项】

服用该药会影响患者操作机械或驾车的能力，因此服药期间应避免进行此类工作。长期服用本品后突然停药可能出现戒断症状（如恶心、呕吐、头痛不适）。2 周内服用过单胺氧化酶抑制剂者禁用该药（可致高热、惊厥甚至死亡）。正接受抗胆碱能药物治疗者慎用。

二、氯唑沙宗

氯唑沙宗属中枢性肌肉松弛剂，可用于各种急慢性软组织（肌肉、韧带、筋膜）扭伤、挫伤，运动后肌肉酸痛，中枢神经病变引起的肌肉痉挛及慢性筋膜炎等的治疗。

【临床应用】

一般成人口服剂量为每次 0.2~0.4 g，一日 3 次，饭后服用。

【不良反应】

以恶心等消化道症状为主，其次是头昏、头晕、嗜睡等神经系统反应。一般症状轻微，可自行消失或停药后缓解。

【注意事项】

本药为对症治疗药物，用于止痛时不得超过 5 天。肝肾功能损害者慎用。

三、美索巴莫

美索巴莫又名舒筋灵，属于中枢性肌肉松弛剂，具有解痉、镇痛、抗炎作用，可用于关节韧带扭伤、类风湿关节炎、肌肉劳损等的治疗。

【临床应用】

一般成人口服剂量为每次 0.25~0.5 g，一日 3 次，饭后服用。

【不良反应】

常见的副作用包括眩晕、头痛、嗜睡、荨麻疹、感觉无力、厌食、轻度恶心和胃部不适等。

【注意事项】

服药期间不宜驾驶机动车辆。肝肾功能障碍者慎用。不宜与全身麻醉剂、催眠药及精神安定剂等中枢神经抑制剂并用。

第 九 章

咬合板治疗

咬合板（splint），也称𬌗板，是一种口腔保守治疗中常用的可摘装置，其用途多样，可通过暂时调整咬合，使颞下颌关节处于舒适稳定的位置，减少咀嚼肌的异常活动，松弛升颌肌，降低关节内压，改善口颌系统功能，缓解咀嚼肌和颞下颌关节的疼痛，还可保护牙齿和牙周组织，因此咬合板可用于治疗颞下颌关节紊乱病、口颌面肌痛、磨牙症等。本章主要介绍稳定型咬合板的制作、调改方法，以及患者佩戴使用方法等。

稳定型咬合板（图 9-1）可由硬质树脂或软弹性材料制作而成，覆盖在上颌或下颌全牙列𬌗面，加高咬合，但不改变下颌的前后左右位置关系。由于上颌咬合板具有面积大、异物感强、容易影响发音等特点，我们一般建议制

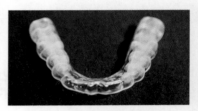

图 9-1　稳定型咬合板

作下颌稳定型咬合板。除伴有前牙开𬌗、严重开口受限的患者外，绝大多数颞下颌关节紊乱病、口颌面痛、磨牙症患者均可使用。

一、制作步骤

1. **下颌印模制取**　调整椅位，使患者下𬌗平面与地面趋于平行，𬌗平面略高于操作者肘部，调拌藻酸盐印模材料，将托盘快速旋转进入口内，均匀压下，嘱患者抬舌并进行唇颊肌整塑（图 9-2）。待印模材料结固后取出托盘，检查印模完整度，确认无误后将印模用清水冲洗干净，然后用双磷季铵盐喷洒消毒3~5 min（图 9-3）。标注好患者信息，送往灌模室。

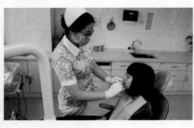

图 9-2　口内取模

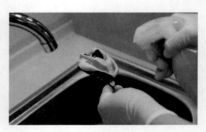

图 9-3　印模消毒

2. **印模灌制及修整**　调拌白石膏，注意边往印模加白石膏边震荡，避免产生气泡（图9-4）。待石膏结固后，分离石膏和印模，修整石膏模型，去除石膏瘤（图9-5）。用红蜡填补牙列唇、颊、舌侧倒凹（图9-6），避免影响就位。

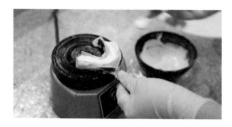

图9-4　印模灌制

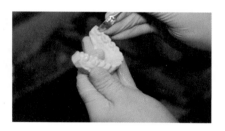

图9-5　印模修整

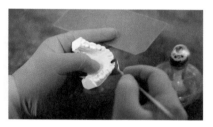

图9-6　填补倒凹

3. **咬合板框架制作**　将修整好的石膏模型固定在压膜机上，选择厚度为1.5 mm的树脂膜片，按照操作流程烤热、压膜、制片（图9-7），修剪打磨树脂框架（图9-8），树脂框架舌侧边缘位于牙龈下3~5 mm，唇颊侧边缘覆盖到牙冠中部，打磨结束后抛光框架边缘。

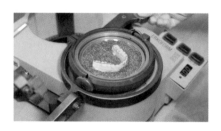

图9-7　压制树脂膜片

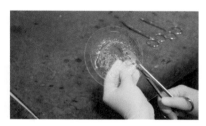

图9-8　修剪树脂框架

4. **口内试戴**　树脂框架应就位顺利，固位稳定，无明显翘动，无明显挤压感，无刮擦唇、颊、舌等软组织的感觉，必要时再进行打磨抛光，让患者在佩戴树脂框架的情况下，模拟闭口咬合数次。

5. **自凝塑料调拌及口内衬垫**　打磨树脂框架咬合面使之粗糙（图9-9）。在打磨后的后牙咬合面上均匀涂布一层自凝牙托水，对其进行预处理，调拌自凝塑料，待自凝塑料进入丝状后期／面团初期后，将其堆积于树脂框架的后牙咬合面上，前磨牙区域的自凝塑料稍多于磨牙区域（图9-10）。将带有自凝塑料的树脂框架于温水中浸润数秒以消除异味（图9-11）。然后将树脂框架戴入患者口内（图9-12），嘱患者自然闭口咬至事先训练好的正中咬合位（图9-13），以获取对颌后牙咬合的咬合印记。待𬌗板表面的自凝塑料基本结固后嘱患者张口，取出咬合板冲洗唾液，置于40℃左右的温水中待其完全结固（图9-14）。

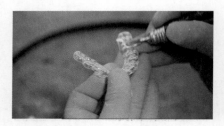

图9-9　打磨树脂框架咬合面

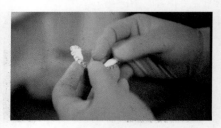

图9-10　将自凝塑料堆积于框架的后牙咬合面上

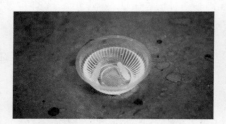

图9-11　置于温水中以消除异味

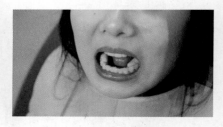

图9-12　戴入患者口内

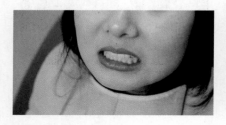

图9-13　患者自然闭口于正中咬合位

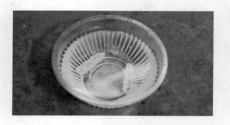

图9-14　置于温水中结固

　　6. **咬合板修形及咬合调整**　待自凝材料完全结固后开始修整𬌗面形态。第一步，用打磨机去除周边溢出的多余自凝塑料，使颊、舌面的自凝塑料和树脂交界处自然光滑过渡（图9-15）；第二步，去除𬌗面中央可能影响下颌自由运动的凸起部分，使后牙骀面形成的近远中方向的沟尖很好地延续，呈现良好的纵骀曲线形态，无台阶式过渡结构（图9-16）；第三步，修整颊舌向，调整颊舌尖的高度，使横骀曲线协调，无台阶式过渡结构（图9-17）；第四步，将咬合板重新至于口内，以咬合纸检查咬合点在咬合面上的分布（图9-18），调整咬合接触点使其主要分布于支持尖（上颌后牙的舌尖、下颌后牙的颊尖）的牙尖斜面区域（图9-19），各点的接触基本均匀，没有过重的咬合接触点（图9-20）；第五步，打磨结束后，抛光（图9-21）。教会患者自己佩戴、取出咬合板，并请患者反复咬合，询问有无不适感。

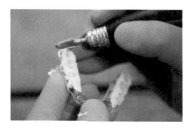

图9-15　去除周边多余自凝塑料

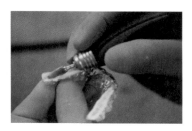

图9-16　修整咬合面中央

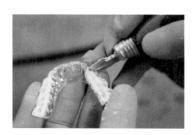

图9-17　修整颊舌向

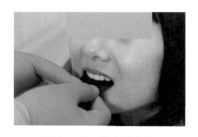

图9-18　检查咬合点

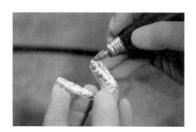

图9-19　调整咬合点

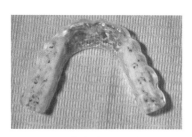

图9-20　咬合点应分布均匀、
无过重咬合点

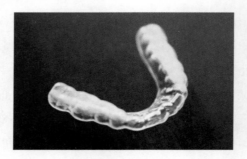

图 9-21　打磨抛光

二、使用方法

1. 夜磨牙患者仅需夜间佩戴咬合板，可长期戴用。

2. 其他患者原则上每天 24 h（除咀嚼时间以外）均应佩戴咬合板，最长戴用时间 6 个月，若治疗仍不见效须考虑其他治疗手段。

三、注意事项

1. 咬合板每日佩戴时间应严格遵守医嘱，不得任意增减。

2. 咬合板佩戴时应保持面部肌肉放松，不要刻意咬动。

3. 咬合板刚开始佩戴时，可能会出现唾液分泌增多、发音异常、舌体运动受影响等，这些都是正常现象，随佩戴时间的延长，会逐渐适应。

4. 咬合板不戴时应浸泡在清水中，放入热水中易造成咬合板变形。

5. 取下咬合板后如果有天然牙列咬合位置变化的感觉，则提示咬合板的表面塑形没有达到预定目标，需要复诊并重新调整咬合板。

6. 每次复诊时必须携带咬合板。

7. 咬合板要定期用牙膏、牙刷清洁，以保持干净卫生。

8. 咬合板如有破损，建议停止戴用，以免因咬合面接触不当造成天然牙的咬合变化。

9. 咬合板佩戴过程中，如果发现任何不适应尽快与医务人员联系。

参 考 文 献

[1] 沈江洁，吴卉慧，石桦．高性能战斗机飞行员运动系统疾病谱分析 [J]．空军医学杂志，2020，36（3）：188-190．

[2] 董燕，陈虹汝，马金鹏，等．不同地域高性能战斗机飞行员疾病调查分析 [J]．第三军医大学学报，2015，37（22）：2313-2314．

[3] 汪东军，王军，李洁，等．心理应激训练在高性能战斗机飞行员中的应用分析 [J]．空军医学杂志，2019，35（2）：97-99．

[4] 刘保钢．超机动飞行对飞行员生理功能的影响 [J]．空军医学杂志，2016，32（6）：430．

[5] 何劼，孙景泰，宋明芳，等．高性能战斗机飞行员腰椎退行性变调查与致病因素分析 [J]．中国骨与关节损伤杂志，2013，28（11）：1013-1015．

[6] 尹音，田慧颖，孙振宇，等．不同机种飞行员颞颌关节病发病情况比较 [J]．解放军医学杂志，2001（7）：517-518．

[7] 李峰，吕春华，张俊琦．歼击机飞行员颞下颌关节紊乱病流行病学调查及与心理测量对照研究 [J]．西南国防医药，2009，19（11）：1110-1112．

[8] 林榕，金朝，王海霞，等．高性能战斗机飞行员 +Gz 耐力选拔结果分析 [J]．空军医学杂志，2020，36（5）：381-384．

[9] 黄炜，吕汽兵．歼击机飞行员颈肌肌力测试 [J]．中国疗养医学，2010，19（9）：806．

[10] 邓志宏，张启山．空军飞行人员颈椎病职业医学调查 [J]．航空航天医学杂志，2010，21（11）：1976-1977．

[11] 孙景泰，何劼，宋明芳，等．战斗机飞行员颈椎退行性变调查与致病因素分析 [J]．中国骨与关节损伤杂志，2013，28（3）：238-239．

[12] 沈江洁．2009—2019 年某疗养院高性能战斗机飞行员疾病谱分析 [J]．海军医学杂志，2020，41（4）：401-403．

[13] 王美青．骀学 [M]．4 版．北京：人民卫生出版社，2020．

[14] 何三纲．口腔解剖生理学 [M]．8 版．北京：人民卫生出版社，2020．

[15] 王晓娟．口腔临床药物学 [M]．5 版．北京：人民卫生出版社，2020．

[16] 王美青. 现代貂学 [M]. 北京：人民卫生出版社，2006.

[17] Standring. 格氏解剖学 [M]. 41 版. 丁自海，刘树伟，译. 济南：山东科学技术出版社，2017.

[18] Okeson. 颞下颌关节紊乱病及其咬合的诊断与治疗 [M]. 6 版. 王美青，刘晓东，译. 北京：人民卫生出版社，2012.

[19] Downie W W, Leatham P A, Rhind V M, et al. Studies with pain rating scales[J]. Annals of the Rheumatic Diseases，1978，37（4）：378–381.

[20] 张磊，李云霞，康艳凤，等. 自主后退法和双手引导法确定下颌后退接触位切点位移的比较研究 [J]. 北京大学学报（医学版），2014，46（1）：67–70.

[21] 杨凤丽，杨建军，徐宏，等. 功能锻炼治疗颞下颌关节弹响的临床研究 [J]. 口腔医学研究，2010，26（5）：719–720.

[22] 王炜芳，任停停，周晨洁，等. 颈部伸屈肌群静力增强训练对神经根型颈椎病特勤人员疗效及复发的影响 [J]. 中国疗养医学，2021，30（11）：1212–1214.

[23] 蒋恩宇，王辉昊，邓真，等. 颈部功能锻炼效果的客观评价 [J]. 中医正骨杂志，2017，29（3）：20–23.

[24] 陈琼，朱超，陈晓健，等. 轰炸机飞行员颈肌强度及训练效果研究 [J]. 中国疗养医学，2011，20（11）：963–965.

[25] 吴艳. 个性化颈椎保健操在颈椎病康复护理中的应用分析 [J]. 医学食疗与健康，2019（11）：156–157.

[26] 金山虎，刘仁强，胡亚哲. 功能锻炼对神经根型颈椎病康复的疗效分析 [J]. 临床医学研究与实践，2017，2（24）：154–156.

[27] 王明明，张红娟. 肌筋膜放松术结合颈部肌群平衡锻炼治疗频发型紧张性头痛的疗效观察 [J]. 体育研究与教育，2014，29（6）：107–111.

[28] 张琛琳，陈剑峰. 自制颈部锻炼操结合推拿治疗颈型颈椎病的临床研究 [J]. 中医药导报，2019，25（12）：112–115.

[29] 王福根. 常见软组织损伤手法治疗（1）[J]. 人民军医，1981（1）：57–60.

[30] Ellsworth, Altman. 肌肉训练彩色解剖图谱：运动按摩 [M]. 张可盈，译. 北京：人民邮电出版社，2017.

[31] 田洪军，孙宝香，徐锦艳，等．手法治疗咬肌损伤 26 例 [J]．人民军医，2009，52（12）：791．

[32] 刘建东，刘曼丽，方兆奇．以按摩为主的综合治疗颞下颌关节紊乱病 800 例的体会 [J]．实用口腔医学杂志，2012，28（2）：251–253．

[33] Scheumann．西方现代临床按摩系列：深层组织及神经肌肉按摩疗法 [M]．3 版．徐健，译．天津：天津科技翻译出版公司，2008．

[34] Johnson．体育运动中的软组织放松技术 [M]．王雄，韩艺玲，译．北京：人民邮电出版社，2018．

[35] 黄海燕．推拿治疗颈源性头痛临床观察 [J]．实用中西医结合临床，2008（04）：20–21．

[36] 苏柏栓，高雅飞，王晓廷，等．手法配合针刺对颈椎曲度的影响 [J]．中国民间疗法，2019，27（21）：16–18．

[37] 杨帆．冷疗在体育运动中的应用现状研究 [J]．当代体育科技，2019，9（20）：24–25．

[38] 张青，傅卫红，陈慧玲，等．飞行人员颈肩腰腿痛的综合防治 [J]．解放军医学院学报，2014，35（3）：234–237．

[39] 董武，龚中坚，王新，等．穴位按摩配合局部热敷治疗颞下颌关节紊乱病 [J]．内蒙古中医药，2012，31（15）：70–71．

[40] 刘乾香，张慧宇．针灸与局部热敷治疗颞下颌关节紊乱综合征 102 例 [J]．军事医学，2011，35（11）：880．

[41] 刘晓光．冷疗法在运动医学中的应用 [J]．福建体育科技，2006（2）：26–28．

[42] 陈菊群．手法按摩配合中药热敷治疗颞下颌关节紊乱综合征 [J]．中国临床康复，2004（29）：6496．

[43] Abramson D I，Chu L S，Tuck S J，et al．Effect of tissue temperatures and blood flow on motor nerve conduction velocity[J]．JAMA，1966，198（10）：1082–1088．

[44] Modabber A，Rana M，Ghassemi A，et al．Three-dimensional evaluation of postoperative swelling in treatment of zygomatic bone fractures using two different cooling therapy methods：a randomized，observer-blind，prospective study[J]．Trials，2013，14：238．

[45] Glass G E，Waterhouse N，Shakib K．Hilotherapy for the management of perioperative pain and swelling in facial surgery：a systematic review and meta-analysis[J]．Br J Oral Maxillofac Surg，2016，54（8）：851–856．